名醫診療室

頭痛不痛了

中醫養生專家 吳建勳 醫師◎著

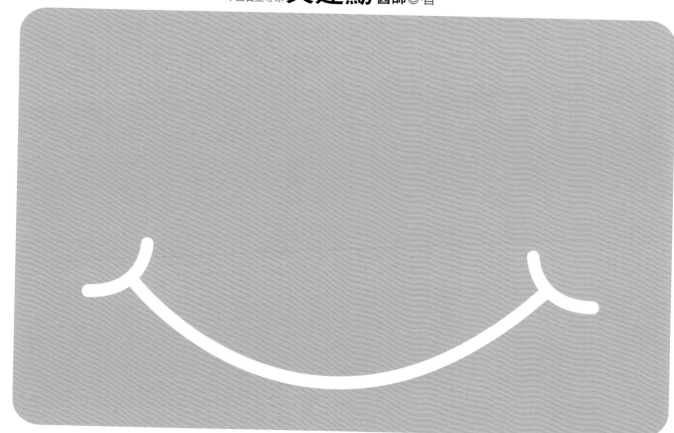

文經社

推薦序

「簡、便、廉、效」全方位治頭痛

儘管現代醫學，已經發達到成功移植許多器官，可是對於頭痛這個毛病，仍然時常束手無策，我們看到許多朋友，雖服用強烈的止痛藥，跑遍診所與醫院，使用各種方法，仍無法解決令人苦惱的頭痛。

推測箇中原因，可能與現代飲食生活不變，人們習慣流行的文化，趨於物質享受，少了虔誠的宗教信仰，一遇到壓力與緊張，身心靈就備感壓力，自然而然頭痛隨之而來。

在各式各樣的疼痛中，「頭痛」是發生最頻繁的疼痛之一，且近年來發現患者的年齡，有普遍下降之趨勢，不僅年輕的上班族深受折磨，新聞報導中小學生們也說，他們常處在頭痛壓力之中，令家人困擾不已。

建勳先生，誠懇實在，勤勞好學，積極推廣中國老祖先的智慧寶藏，擅長以英語教導歐美人士，學習中國傳統針灸、食療、穴位指壓及氣功運動，七年來已出版二十三本「簡、便、廉、效」的養生與中醫自修書籍，並長期在各大廣播電台，指導聽眾保健知識，今日對於大眾最頭痛的問題，以其累積的豐富經驗，彙集各種中醫養生與自然妙方，為廣大民眾寫下這本《頭痛不痛了》，乃全方位防治頭痛的妙方，具有實用價值，深合本人「凡大醫治病，必當安神定志，無欲無求，先發大慈惻隱之心，誓願普渡蒼生之苦」及「同胞之愛，手足之情」之理念，在刊布之際，索序於余，本人樂為推薦。

中國國民黨黨主席

吳伯雄

自序

迅速、有效解決你的頭痛

頭痛，似乎是一個無所不在的問題，許多統計也顯示，在各式各樣疼痛中，排名第一位好像也是頭痛。

我內人的一位姊妹淘，豬肉或火鍋湯一吃多，肝火及胃火馬上升高，額角或前額中央開始疼痛，可能是血壓飆高，心血管緊張，或是膽固醇過高所造成的頭痛。

我老友的寶貝女兒月事一來，假如不小心喝了冰飲料，或是吃到冰過的東西，就哈啾連連，接著就是頭重鼻塞，整晚睡不好覺，隔日常會有一點頭痛。

一位老同事常值大夜班，只要一睡眠不足，隔天頭就不舒服。另一位同事則是喜歡同時看兩台電視，一邊看股票，一邊看其他節目，但看久了，就會頭痛。

我的一個好朋友若是參加聚餐，喝了混合的酒，如高粱酒加啤酒，或是汽水加威士忌，隔天起床時，就會劇烈頭痛。

而我的岳母，素有高血壓的毛病，尤其吃了雞肉、雞湯或雞精後，血壓莫名升高，脖子變緊，頭部後面整天不舒服。

我妹妹的一位朋友超愛吃玉米的，若是吃了許多水煮玉米或烤玉米，一開始先是會脹氣，然後就是排便不順，最後就是頭部額角有緊緊的感覺，整天隱隱作痛。

我的觀察是：「頭痛跟氣機不順及情緒起伏最有關係」，《黃帝內經》之「舉痛論篇」第三十九曰：「余知百病生於氣也。怒則氣上，喜則氣緩，悲則氣消，恐則氣下，寒則氣收，炅則氣泄，驚則氣亂，勞則氣耗，思則氣結，九氣不同，何病之生？岐伯曰：怒則氣逆，甚則嘔血及飧泄，故氣上矣。喜則氣和志達，榮衛通利，故氣緩矣。悲則心系急，肺布葉舉，而上焦不通，榮衛不散，熱氣在中，故氣消矣。恐則精卻，卻則上焦閉，閉則氣還，還則下焦脹，故氣不行矣。寒則腠理閉，氣不行，故氣收矣。炅則腠理開，榮衛通，汗大泄，故氣泄。驚則心無所倚，神無所歸，慮無所定，故氣亂矣。勞則喘息汗出，外內皆越，故氣耗矣。思則心有所存，神有所歸，正氣留而不行，故氣結矣。」

意思是說：我知道許多疾病的發生，與氣機失調有關。暴怒則氣上逆，喜悅則氣舒緩，悲哀則氣消散，恐懼則氣下卻，寒則氣收斂，熱則氣外泄，受驚則氣紊亂，過勞則氣耗損，思慮則氣鬱結，氣的九種不同變化，會引起什麼疾病？岐伯說：大怒導致氣機上逆，嚴重的可以引起嘔血及飧泄，所以說怒則氣上。喜悅則氣和順而志暢達，營衛之氣通利，所以說喜則氣緩。悲哀過度則心系急迫，肺臟擴張而肺葉上舉，導致上焦不得宣通，營衛之氣不得散布，熱鬱於胸中而氣耗，所以說悲則氣消。恐懼則使精氣下卻，精卻不能上行遂致上焦鬱閉不通，上焦鬱閉則氣還歸於下，氣鬱於下則引下焦脹滿，所以說恐則氣下。寒涼能使腠理閉塞，營衛之氣不能宣達而收斂於內，所以說寒則氣收。溫熱使腠理開泄，營衛通暢，汗液大量外泄，氣隨汗泄，所以說炅則氣泄。受驚則心悸汗出，喘則氣從內散越，汗出則氣從外散越，內外之氣皆泄越，所以說勞則氣耗。思慮喘則氣從內散越，汗出則氣從外散越，內外之氣皆泄越，所以說勞則氣耗。思慮太過則心事留存而不忘懷，精神過分集中，使正氣留結而不行，所以說思則氣結。

頭痛的原因很複雜，可能需要各式各樣的幫助，本書不深入探討頭痛究竟發生於何處，儘量從實際減輕頭痛的實務來著墨，提供多種自然方便和安全的方法，希望大家能多一點選擇，迅速解決問題。

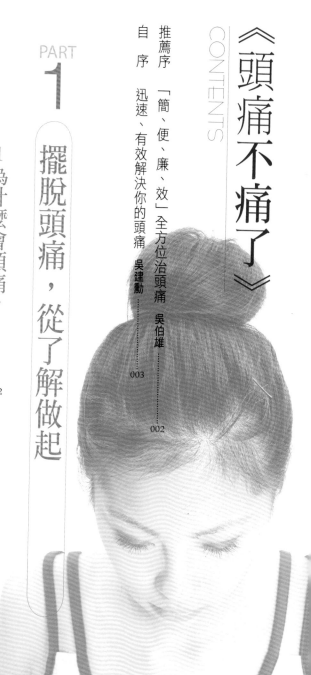

《頭痛不痛了》

CONTENTS

PART 1 擺脫頭痛，從了解做起

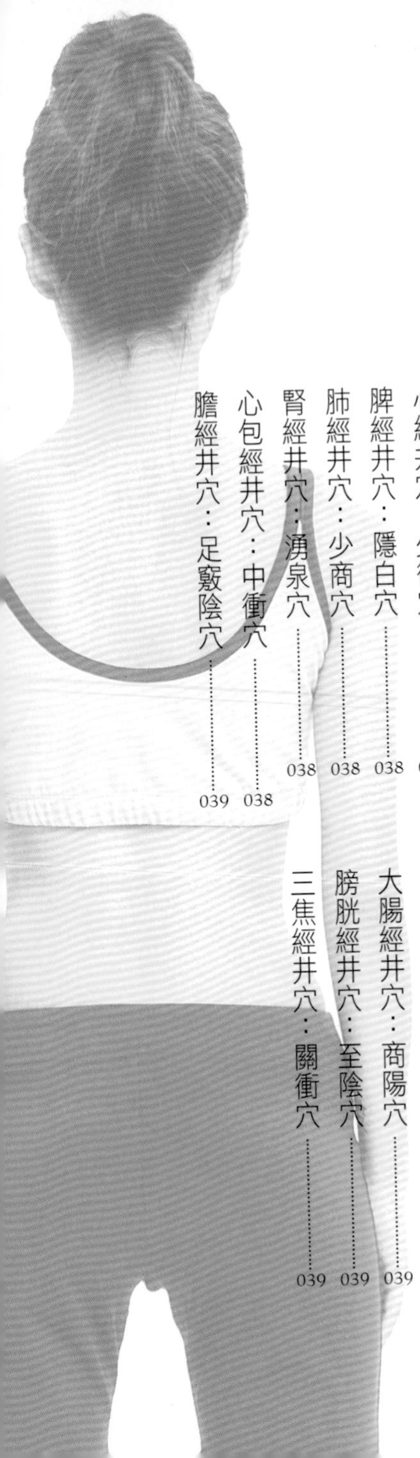

PART 2

打通經絡治頭痛

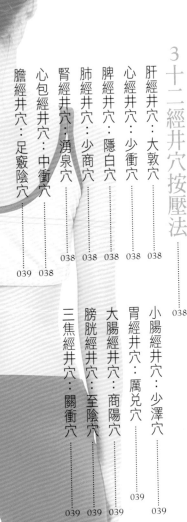

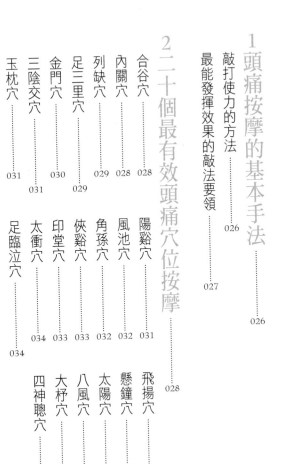

PART 3

漢方治頭痛有妙方

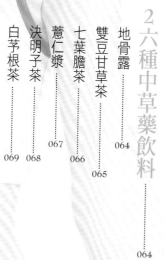

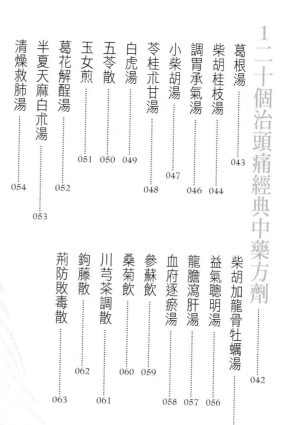

PART 4 簡單食材變良藥

PART 5 頭痛的運動療法

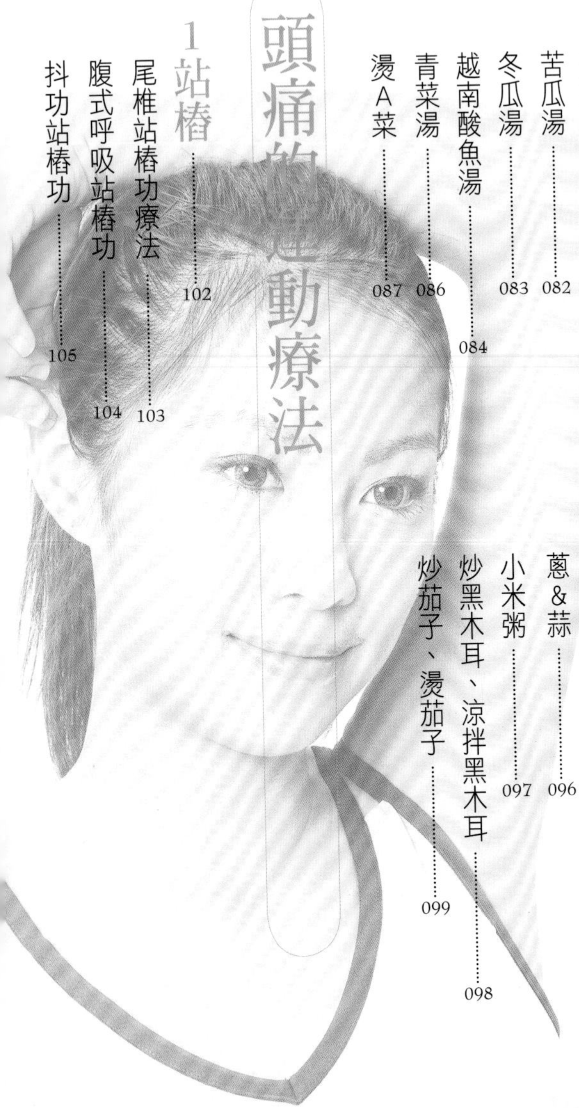

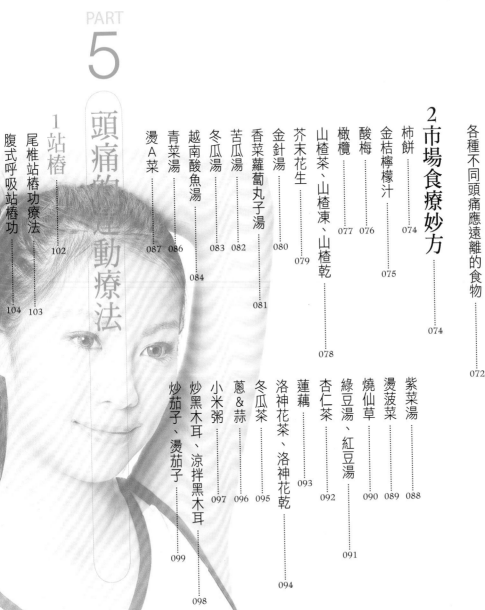

PART 6 頭痛的自然療法

1

PART

擺脫頭痛，從了解做起

「為什麼我的頭痛都治不好？誰來救救我啊！」

這是很多患有長年頭痛者心中的話，

其實頭痛並不是頑劣到無法醫治，

只是因為多種因素交錯的影響，

導致頭痛變得極為頑強、難以痊癒。

你知道你是屬於哪一類型的頭痛嗎？

急性發作時除了吃止痛藥之外，

還有哪些方法可以舒緩難以忍受的疼痛？

如果你不了解原因或用錯方法，

只會使小痛變大痛、短痛變長痛，

「了解頭痛、找對方法」，

是你遠離頭痛的第一步。

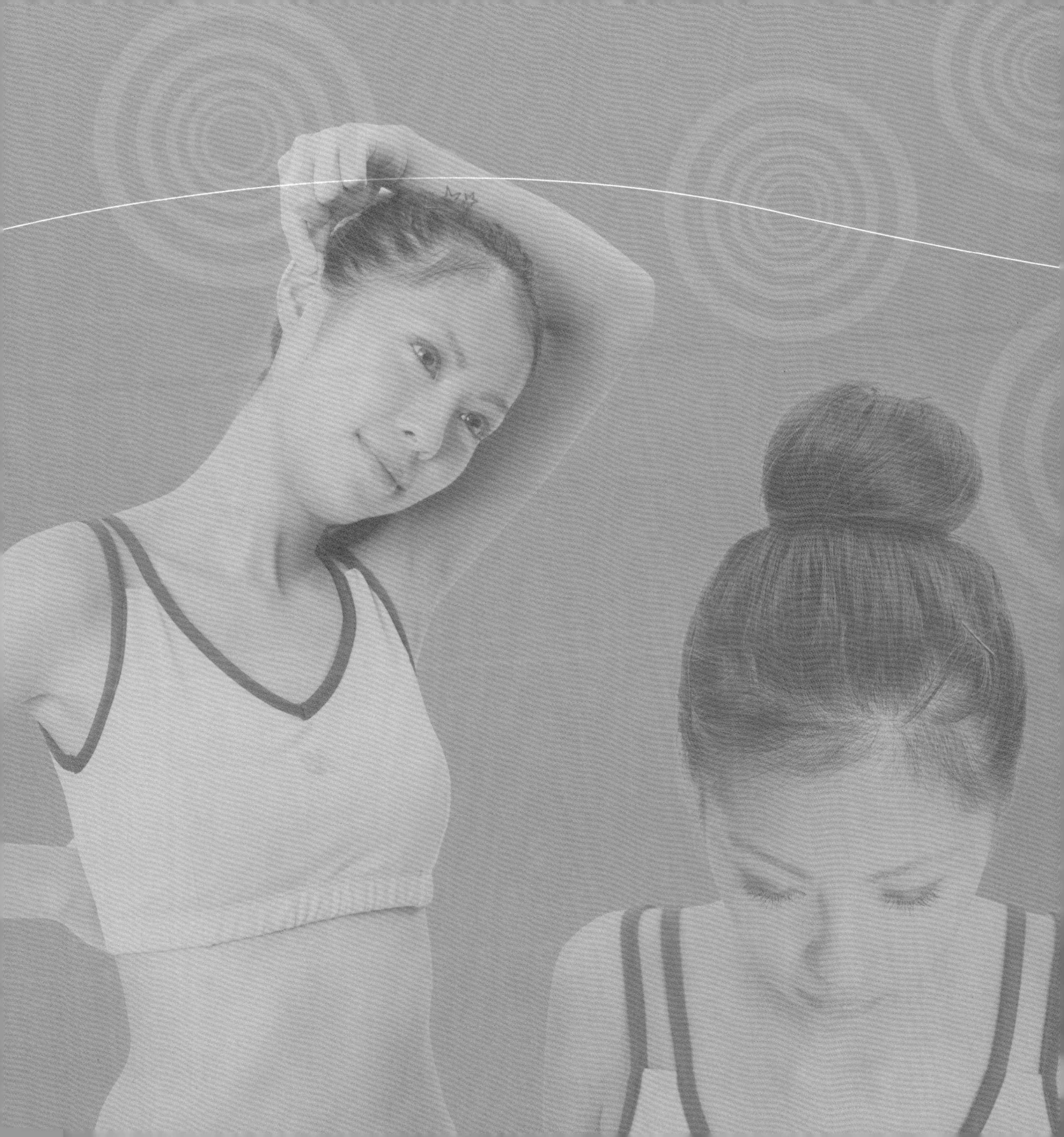

1 為什麼會頭痛？

在忙碌、緊張、壓力大的工作環境之下，不少人長期頭痛或偏頭痛，尤其是女性，常因頭痛影響工作效率與情緒。有患者描述頭痛發作時，頭像要爆炸一樣、甚至想撞牆，需長期服止痛藥。有的婦女說月子沒做好，就常頭痛；有的女性說生產時，產房太冷，「煞」到冷氣，才開始習慣性頭痛；有的說在大太陽下工作太久，就會頭疼；有的說看到喪家隊伍經過，回家就一陣一陣的不舒服，頭暈欲嘔，發冷又發熱；有人說電視看久嘛疼……。

腦傷、壓力、勞累……都是痛因

頭痛的原因涉及範圍很廣，有急性的毛病如：腦出血（顱內出血）、腦栓塞、腦瘤等，會突然的劇烈疼痛，無法找出特定發作的部位，有噁心感、腦壓升高，且疼痛會與日劇增；有因為持續發燒引起的腦炎，頭激烈抽痛、噁心、意識模糊；或流行性感冒高燒不退也會頭痛不堪；這些都是危險的頭痛。

有慢性的問題有時頭痛，有時不會。如偏頭痛，乃腦血管擴張所引起的血管性頭痛；或頭後方及頸部肌肉緊縮的肌肉緊縮性頭痛，常因肩膀疼痛引起；或因頸椎變形；或因牙齒咬合不良；或因鼻病（鼻蓄膿、鼻竇炎、鼻塞等）；有因為胃脹氣久久不消所挑起的；有因為便祕造成的；有吃藥物的副作用形成的；或月經來時觸發的；或晚睡熬夜促成的；或膽固醇、高血壓過高，使得頭部缺氧疼痛等等。

過度疲勞；壓力；憂鬱症（頭痛、失眠、倦怠、食慾不振、全身不對勁）；溫度突然變化較大，如從溫暖的地區移動至寒冷地方，血管緊急收縮；某類食物或藥物如血管擴張劑或降壓劑等，普通感冒或原因不明都會造成頭痛。

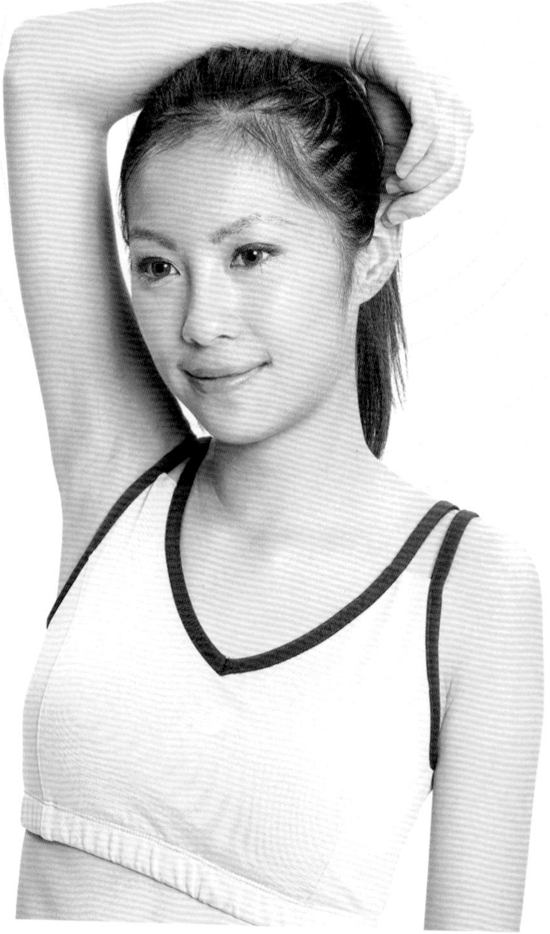

應該馬上就醫的危險頭痛

頭痛問題，依照本書提供的方法，耐心治療，大多可以改善，但如果你發覺出現以下任何一種情形，即屬於危險性頭痛，應該考慮馬上就醫：

*每個星期通常有三次或更多頭痛。
*每天幾乎都要吃止痛藥減輕頭痛。
*你覺得你需要的止痛成藥劑量，比標籤指示的劑量更多才夠。

如果你有以下任何一種頭痛症狀，代表你需要更快就醫：

*頭痛惡化，沒有消退。
*頭痛嚴重性，持續時間和發作頻率明顯增加。
*以往很少頭痛，但近來老是頭痛。
*在咳嗽、彎腰、用力或性交時，會誘發頭痛。
*在頭部受傷之後開始頭痛。
*五十歲以後開始頭痛。

2 從症狀特徵，判斷頭痛類型

頭痛的症狀因人而異，想有效治療頭痛，就必須了解不同的頭痛屬性，頭痛問題，耐心治療，大多可以改善。如頭痛且會肩頸僵硬者，可配合穴位按摩，吃中藥慢慢調治，可以讓你的頭痛頻率及程度漸漸降低。

西醫的看法

依頭痛發生的次數、每次頭痛的時間長短及頭痛的特質、症狀為標準，「國際頭痛醫學會」將其分為以下十四種：

❶偏頭痛

間歇性發生在一側或兩側的太陽穴附近，疼痛激烈，常同時有噁心、嘔吐、對光線及聲音敏感反應。女性患者約為男性三倍。

❷緊縮型頭痛

悶悶的、緊緊的或壓迫的疼痛，像戴上緊箍棒一樣，常在前額、後腦、後頸部及頭頂，且常在兩側一起痛，一般可能會有點噁心感，但不會造成嘔吐、畏光及怕吵，是成人最常見的頭痛類型。

❸叢發性頭痛

頭痛來臨時往往無徵兆，但都在固定時間發作，在一年當中某幾個月，一天中某一時段發生，像時鐘一樣準確。幾乎都在單側的眼窩後面或上方，或一側太陽穴頭痛欲裂，約一刻鐘至一個半小時，可能幾天發作一次，或每天好幾次。患者坐立難安，常會走來走去，嚴重時甚至於嘔吐流淚、呻吟不止到幾近昏厥。

❹慢性每日頭痛

在一個月中，半個月以上都有頭痛，且每次痛超過四小時以上。常因為患者吃太多種藥物，或每次劑量太重所引起。

❺頭部外傷的頭痛

整日鈍鈍的漲痛，可能會持續數星期至二個月，且伴隨記憶差、睡不著、注意力無法集中、焦慮等現象，常稱為創傷後症候群。

❻良性頭痛

運動時、用力過多、咳嗽或擠大便時一下子腦壓升太高所導致。

❼宿醉頭痛

喝太多酒所引起。

❽低血糖頭痛

太久沒吃東西，無力和發抖之頭痛。

❾缺氧頭痛

高山症、飛機上等。

❿高血壓頭痛

整個頭都痛，尤其在一早起來時痛得最厲害，有時半夜會痛醒。若手指麻木、舌頭僵硬或歪一邊，或身體半邊麻木無力現象，則是中風前兆，要特別小心。

⓫蜘蛛網膜下腔出血的頭痛

頭痛嚴重，頸部僵硬，常因為其動脈瘤破裂出血，破壞腦組織，其瞬間頭痛像爆炸一般，隨即意識模糊或昏迷。有生命危險。

⓬鼻竇炎引起的頭痛

有濃鼻涕，常鼻塞，眼睛附近有壓迫感或過敏的癢，以前額、眼眶及臉頰疼痛為多。

⓭婦女特有的頭痛

月經來時、停經時、懷孕時、坐月子時的頭痛，都跟女性荷爾蒙誘發有關，而且以偏頭痛居多。

⓮眼睛異常引起的頭痛

眼睛疲勞酸澀，或眼睛本身的病變、老化所引起，多在眼後及眼眶周圍有疼痛與沉重感。

中醫的看法

我們身體左半部與右半部的系統不太一樣，左側主管「血」的運行，右側主管「氣」的運行，倘若左邊的血不足，就要補血；如果右邊的氣不夠，就要補氣；假使左邊的血太多，就要以瀉的方法；同樣地右邊的氣太過，也一樣要瀉；因為中醫發現的治則即是「虛則補之，實則瀉之」，疏導與平衡是最安全與最有效的處方。

因此，左側頭痛的人，一定是血的問題，但要看是需要補或瀉；而右側頭痛的人，則是氣的問題，仍然是要看虛症或實症，是需要補或瀉。假設整個頭都痛，那就是氣和血都受到了影響。

這是一種整體觀的治療，例如左側頭痛者，我們給他蓮藕茶來活血化瘀；右側頭虛痛者，我們給他喝人參茶補氣，也不用一直吃藥，往往一如此調整病就好了，現代醫學恐較難以理解。

假設真要清楚劃分，中醫一般將頭痛簡單分為兩類，一為外感頭痛，一為內傷頭痛。

外感頭痛

此類頭痛多由風邪侵襲身體上部經絡所引起，無法往外疏散，使得氣血營衛不和，經絡循行受阻，久而久之便會形成瘀阻，每每因為氣候變化，或再感風寒而引發頭痛。因外感風、寒、暑、濕、燥、火所致，又可分為：

❶風濕頭痛

頭痛如裹著頭，胸悶，四肢凝重，小便不順，大便或有腹瀉，舌苔白膩，脈象為濡脈。

❷風熱頭痛

頭痛非常劇烈，如同快裂開一樣，口渴一直想喝水，面紅目赤，惡風發熱，苔薄黃，一吸一呼之間，脈數多而緊繃。

❸風寒頭痛

頭痛較嚴重，有時連脖子、背部都會疼痛，因受驚嚇而誘發，口不渴，身體怕風寒，常喜歡裹頭，舌苔薄白，脈浮緊。

什麼是濡脈？

浮脈的脈象，是指用輕的指力，就可以得到脈象，雖然彰明易見，但是重按反而不見。在浮脈相類的脈象中，又包括洪、虛、散、芤、革、濡等六種脈象。

內傷頭痛

❶肝陽上亢

身體素來陽氣過盛，又經暴怒傷肝或肝氣受到壓抑、心情鬱悶，整體循環受到壓制後反而化為火氣，導致肝陽上亢，造成頭痛。

其症狀為頭痛兼目眩，尤其頭部兩側痛得厲害，常容易煩躁生氣，臉紅，嘴巴覺得苦苦的，其脈多弦數，舌質紅，舌苔黃。

❷氣血兩虛

先天體質不佳，或久病體弱，或過於操勞，或暴飲暴食，都可引起氣血兩虛，氣虛則清氣無法上升，血虛則腦失所養而頭痛。

其症狀為頭痛似綿綿不絕，且頭暈目眩，神情疲乏，臉色蒼白，體弱無力，喜暖畏冷，每每因為操勞過度而加劇，其脈多細弱，舌質淡，舌苔薄白。

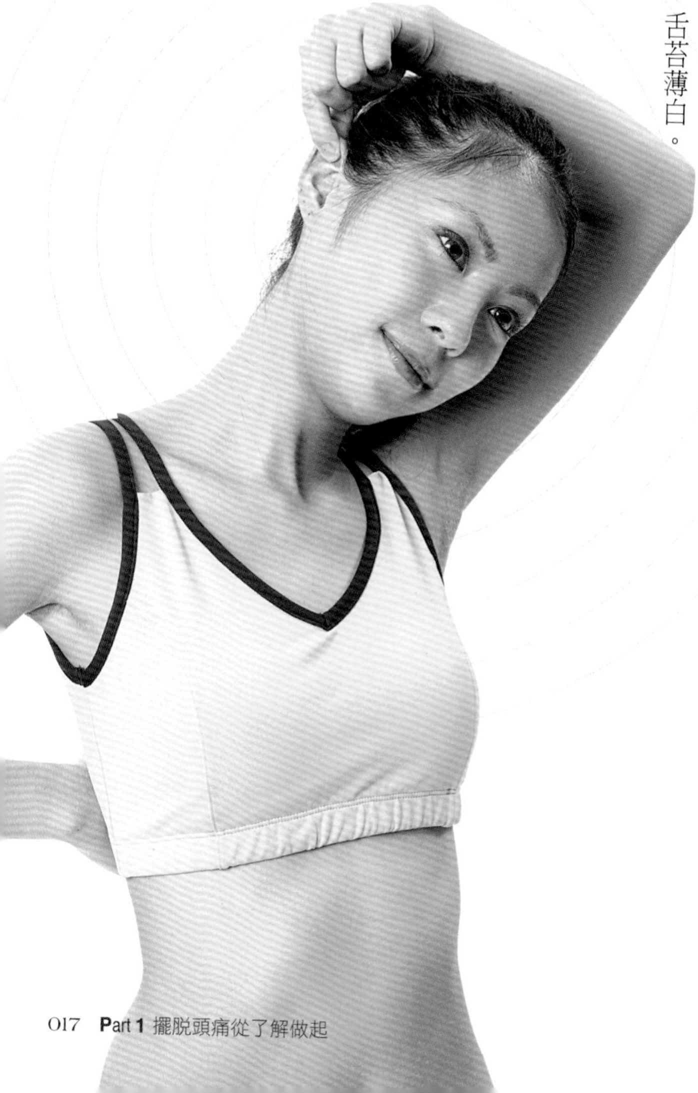

3 頭痛應急對策

引起頭痛的可能原因有上千百種，例如：感冒、太熱、濕重、過於乾燥、寒冷、壓力過大、長期緊張、腦壓過高或過低、時常晚睡、頻頻生氣、吃不對食物、內臟不適、藥物副作用、太多種藥混在一起、經常吃烤炸食物，或其他不明原因所引發，總之諸多頭痛連許多高明醫師，也常找不出問題到底出在哪裡。

因而，我在此提供各位深受頭疼困擾的讀者，從「頭痛的位置」去找到一些簡便的複合式痊癒的方法。

頭頂痛的療法

此區頭痛起因多半是「督脈」不暢通或肝經不順。因為督脈開始於下腹部生殖器內部中央，然後往下走到會陰（肛門與生殖器之間），沿著身體的後正中央線，經過後頸部中線、後頭部中線、頭頂心、前額中線、鼻子，到達上嘴唇內部中央。（見p19「人體督脈圖」）

另一方面，肝經亦由脅肋，沿喉嚨後面，上環繞嘴唇，經眼睛內角旁、額頭，上達頭頂，與督脈會於巔頂。換句話說，當您的督脈和肝經循環不順，就可能造成頭頂疼痛。（見p19「足厥陰肝經」）

方法1 按摩法

按摩整條脊椎，可促進督脈之氣的推動，改善頭頂心的循環。

按壓第十一肋骨的尾端，因為此處是肝經要穴「章門穴」的位置，可促進肝經的氣血推動。

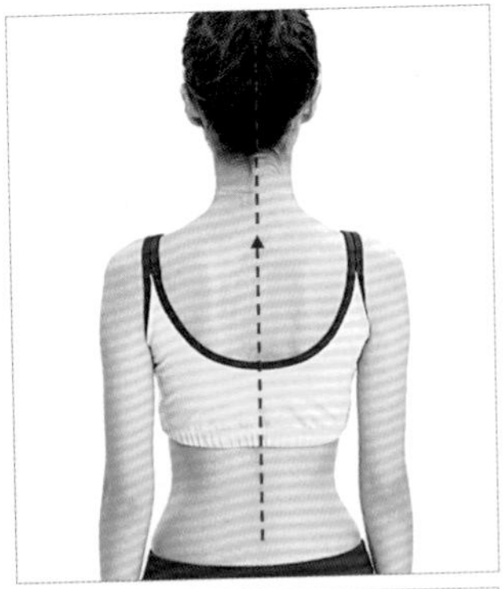

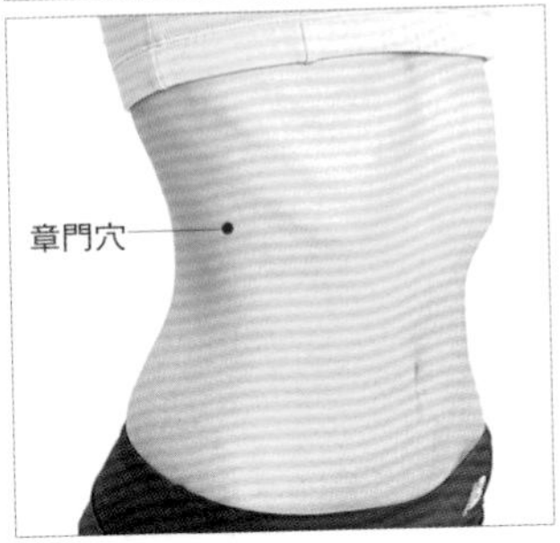

方法2 食療

可吃港式甜點龜苓膏，龜善通任脈（開始於下腹部生殖器內部中央，往下走到肛門與生殖器之間的會陰，然後沿著身體的前正中央線裡層，到達下嘴唇內部中央），而任督二氣天生相聯，打通任脈，即可疏導督脈，自然而然就不再頭頂痛了。

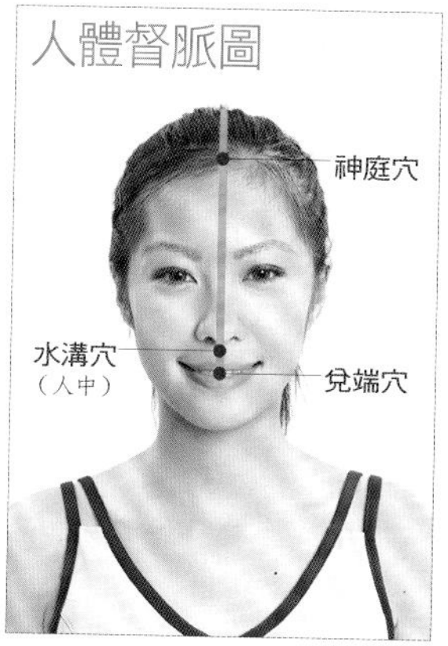

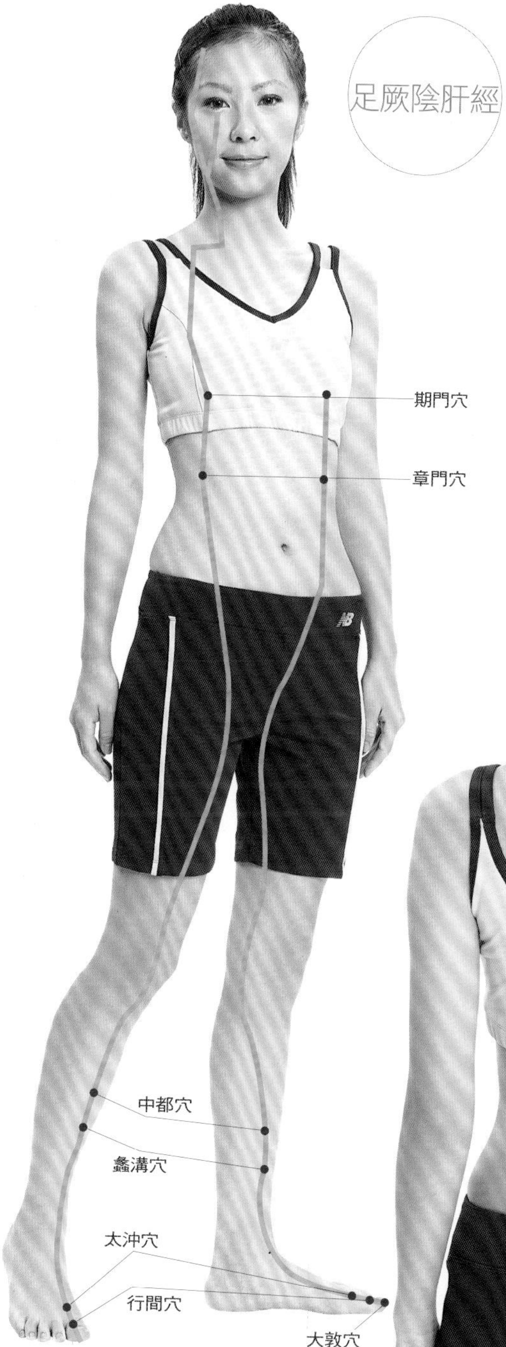

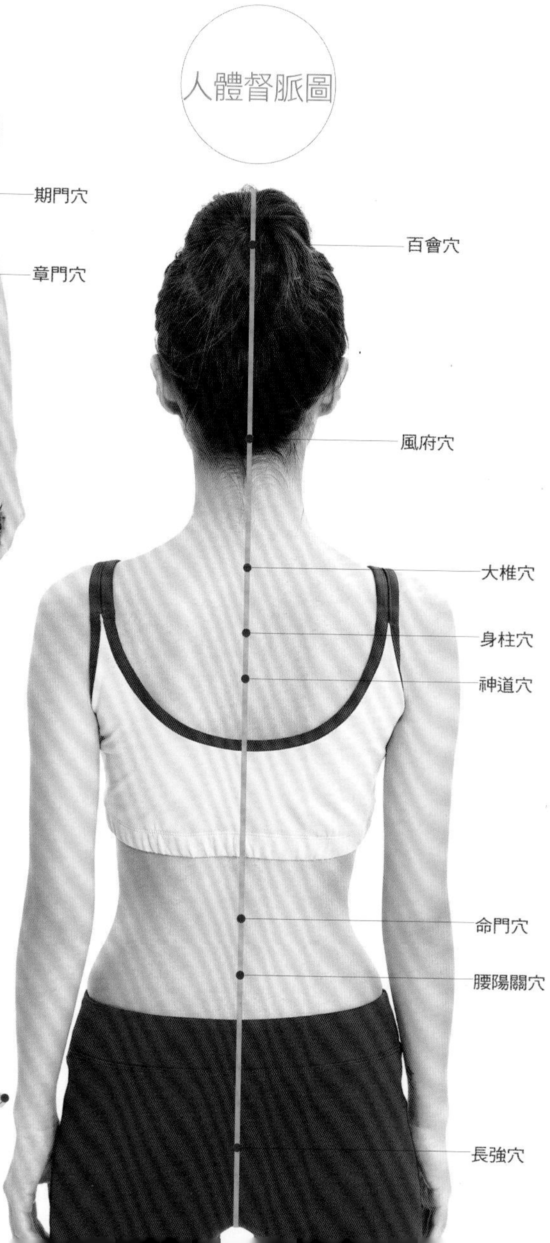

整個頭暈眩的療法

中醫學曰「肝主眩」，而足少陽膽經開始於眼外角，經過側頭部、頸部側面、肩膀側面、胸部側面、腹部側面，沿著下肢外側中線，到達第四足趾外側端，換句話說，五臟六腑之中，肝和膽都與身體的平衡最有關係，因此不管是何種原因所引起的暈眩，要想徹底根治，一定要從肝膽調起。

方法1 按摩法

若是肝虛的暈眩，就會無法儲藏足夠的血液而暈眩，多按摩或敲打膝蓋內側上方，大腿股四頭肌凸起處的「血海穴」，就可有效地活化血液。

若是肝實，亦即身體持續緊張、壓力大，就會影響到心和腎，造成血壓升高，頸部僵硬，重覆按壓五分鐘腳背（第一趾和第二趾往上之骨縫間），有「行間穴」與「太沖穴」，兩腳都做，就可立刻改善暈眩問題。

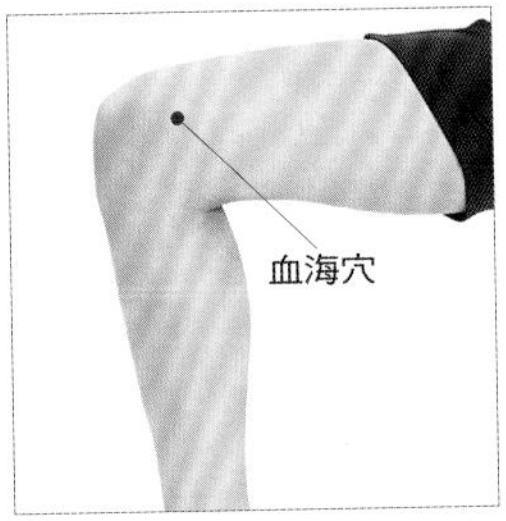

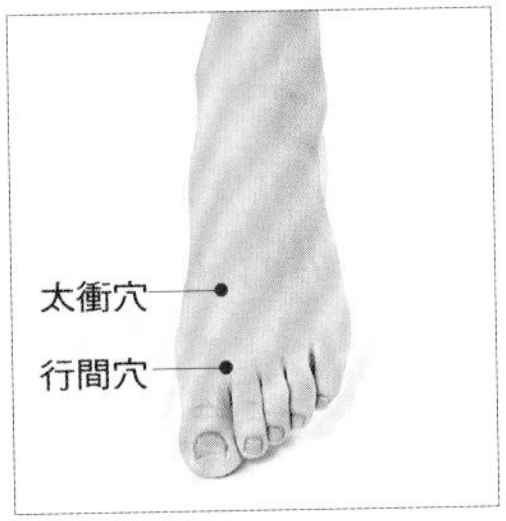

方法2 食療

若是肝虛，血不足，可常喝桂圓茶、人參茶，吃燙紅鳳菜、橄欖菜、藍莓乾、蔓越莓乾、葡萄乾。

若是肝實，可常吃山楂乾、七葉膽茶、菊花茶、決明子茶。

或用生白果肉二枚，搗爛後沖熱開水吞服，每日一次，二至五次，即可看到效果。

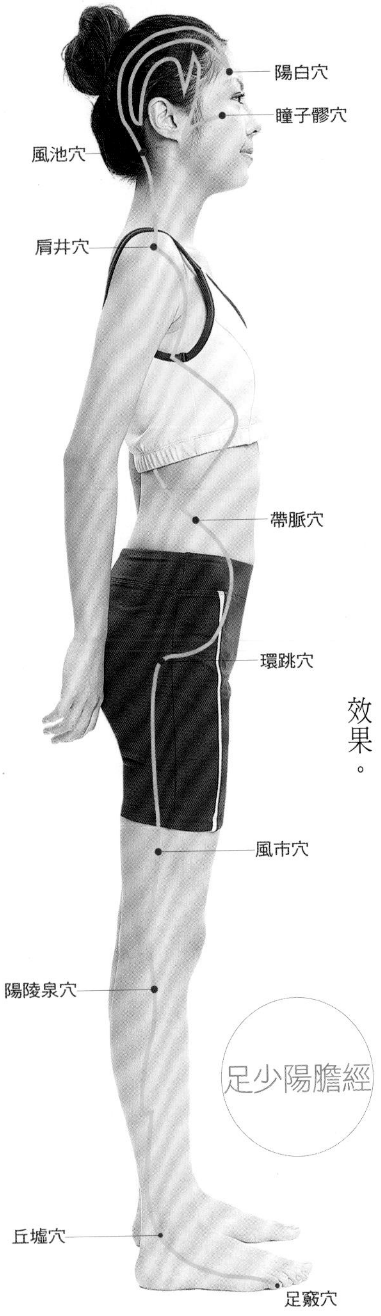

側頭痛的療法

側面頭痛從中醫的觀點來看，亦是和「膽」的系統失調最有關係。因為足少陽膽經開始於眼外角，經過側頭部、頸部側面、肩膀側面、胸部側面、腹部側面，沿著下肢外側中線，到達第四足趾外側端。

身體的左右側都有膽經經絡，與腦部的運作及身體的平衡最直接牽動，所以中醫學曰：「十二經皆取決於膽」，可見它的重要性。反過來說，要治側面頭痛，一定要從疏通膽經來著手，才會有效。

方法1 按摩法

❶經常按壓眼角外開約一指寬的「太陽穴」。

❷重覆按壓幾次第四趾的腳尖，因為這是足少陽膽經的出口。

❸做幾次側滾翻，能連動膽的經絡。

❹躺在地板或床上，左滾三圈，再右滾三圈，亦能鬆開頭部壓力。

方法2 食療

綠又酸的食物入膽作用最快，故可小口小口喝檸檬汁、奇異果汁或酸梅湯。

或是用新鮮白蘿蔔榨汁，滴入鼻孔中兩三滴。

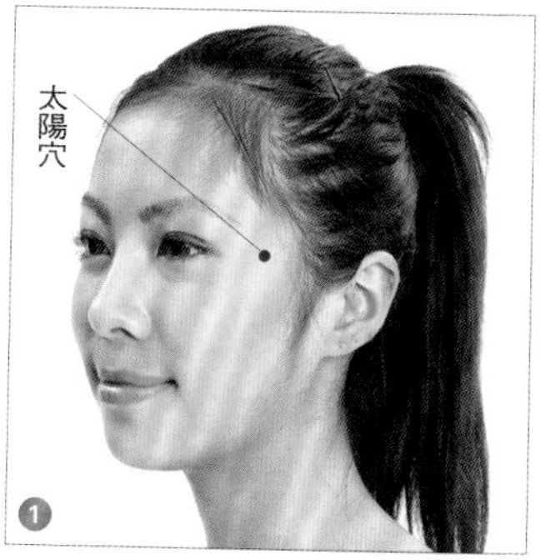

❶

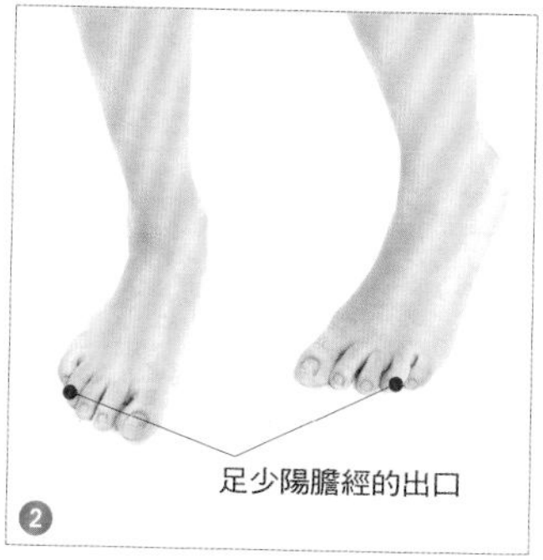

❷

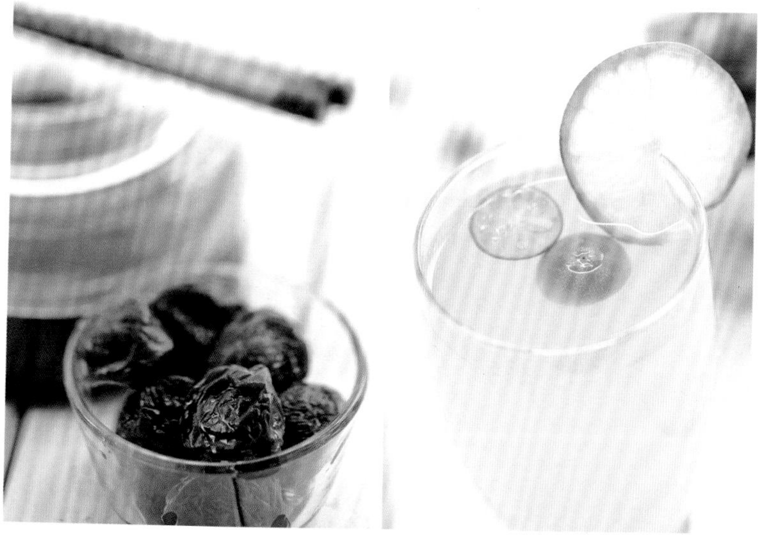

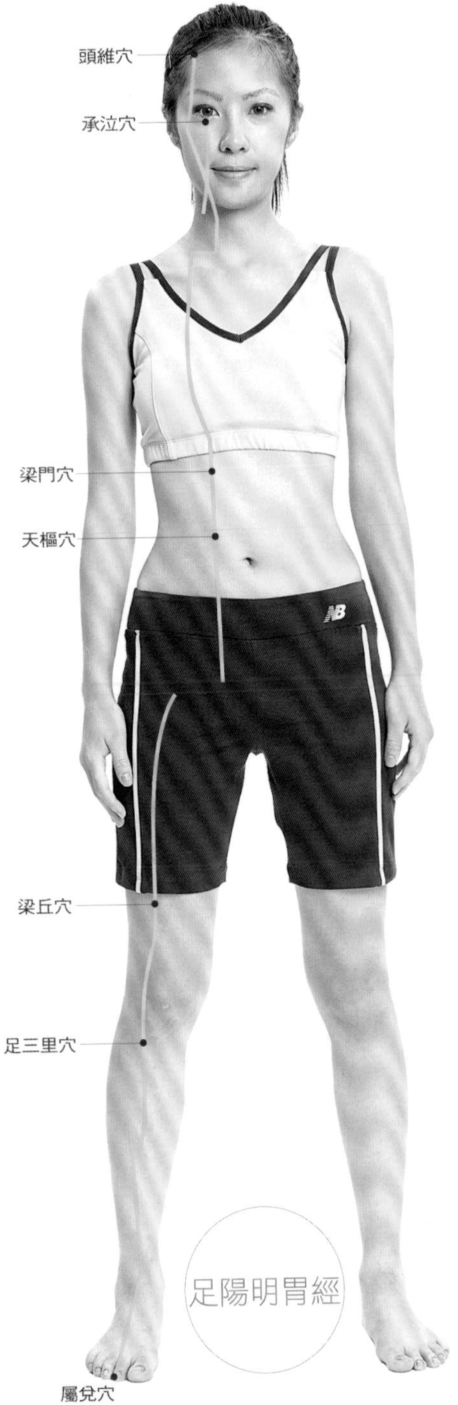

額角頭痛的療法

額角頭痛和胃的問題最有牽連，因為「胃的經絡」開始於額角，經臉頰、喉嚨、鎖骨、乳頭，再沿正中線旁（即胸部、腹部之前正中線的外開三指寬沿線），再走下肢外側緣，到達第二足趾外側端。

方法1 按摩法

❶重覆按壓幾次第二趾的腳尖，因為這是「足陽明胃經」的出口。

❷兩手握拳，以拳頭下端肥肉，交替輕敲肚臍兩側五至十分鐘。

❸按摩胃部正後方的中背部區域。

❹經常以順時鐘方摩肚臍的周圍五至十分鐘。

方法2 食療

少吃油炸物及刺激物。

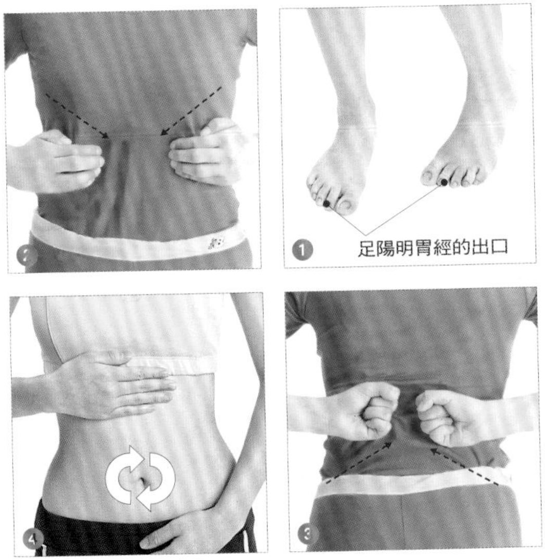

後腦痛及頭中線旁痛的療法

後腦痛與「足太陽膀胱經」不順暢最有關係，因為此經絡開始於眼內角，往上走額頭、頭頂，往下走後頭、後頸，沿後中央線旁，一支下走背中線旁二指寬沿線，一支下走背中線旁四指寬沿線，經下肢後中央線，到達足小趾外側端。最常見的是當感冒時，病毒首先會束縛整個身體背部的「足太陽膀胱經」，造成全身疼痛不堪及後腦頭痛，甚至於整個頭都痛。

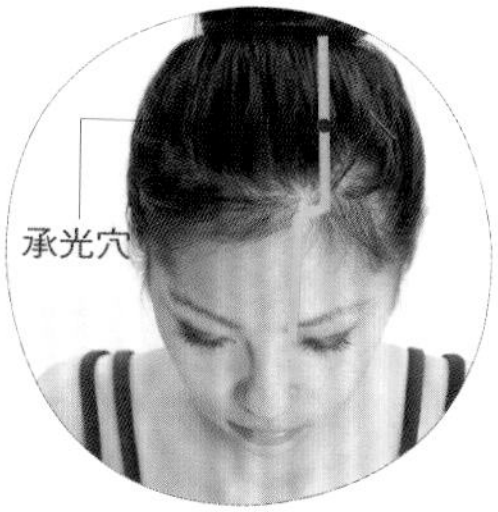

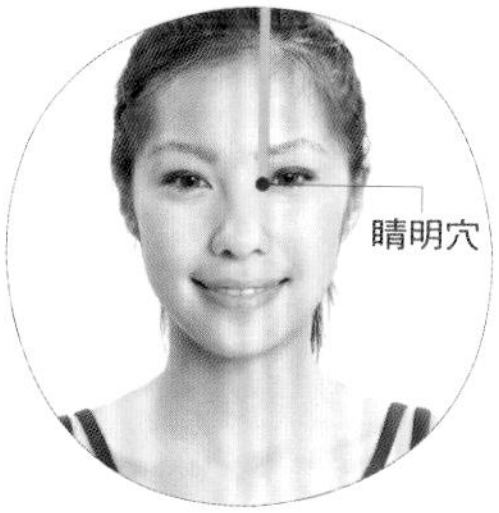

方法1 按摩法

❶重覆按壓幾次第五趾的腳尖，因為這是整條「足太陽膀胱經」的出口。

❷用右手繞過後腦去拉左耳數次，再用左手繞過後腦去拉右耳數次。

❸重覆按壓上眼眶外側三分之一部分。

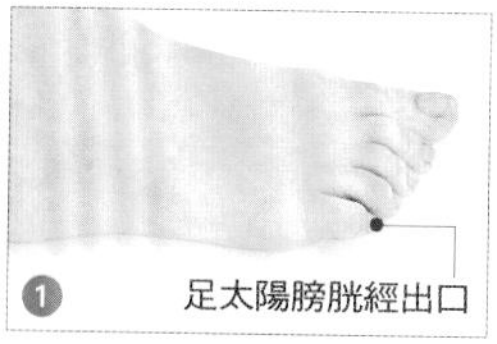

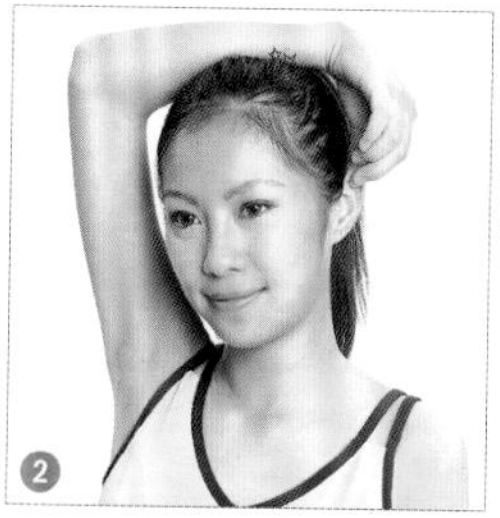

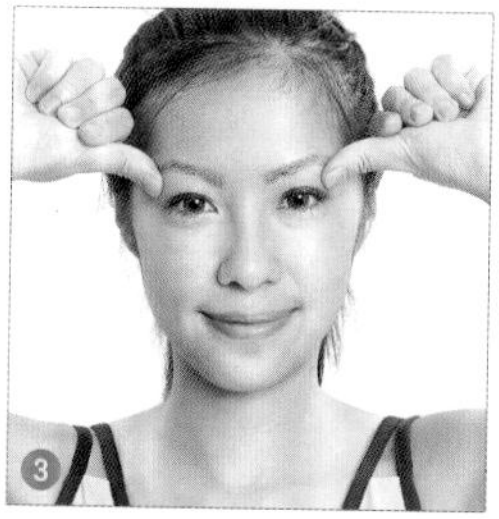

方法2 食療

喝一杯七葉膽茶。

吃鹹的熱粥（加些碎蔥更好），身體達到微微出汗，就可緩解頭疼。

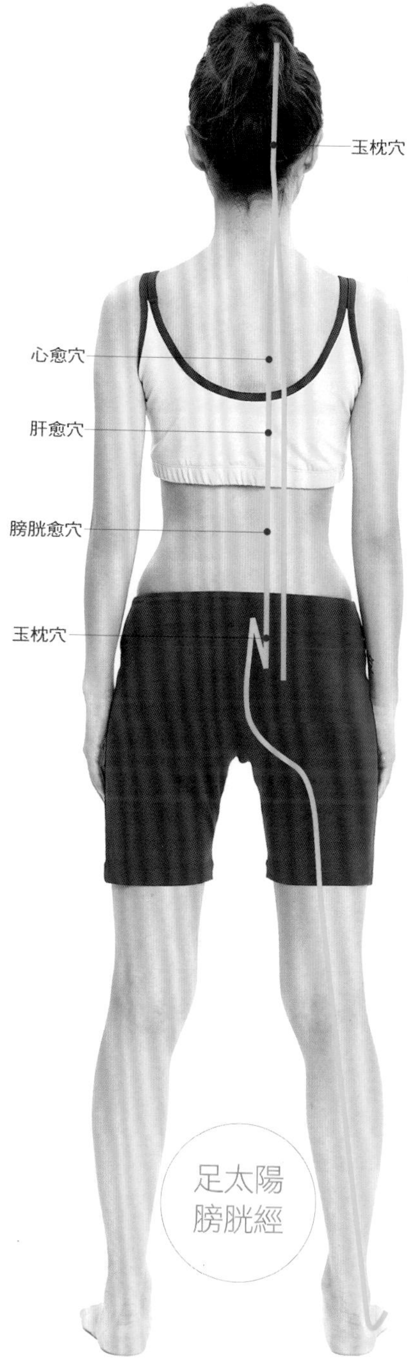

PART 2

打通經絡治頭痛

「經絡」就像人體內深淺不一，縱橫交錯的溝渠一般，
運行著氣和血，大者為經脈，小的分支為絡脈，
連繫人體的五臟六腑、關節百骸，直接與大腦皮層相通。
把身體內的溝渠清掃乾淨，讓氣血通行無阻，疼痛自然消失。
這就是中醫所謂「痛則不通，通則不痛」的道理。
人體經絡的每一個穴位，都是靈丹妙藥，
敲打經絡可快速緩解症狀，適合每個人使用，
只要用對方法，難纏的頭痛宿疾，一樣能根治。

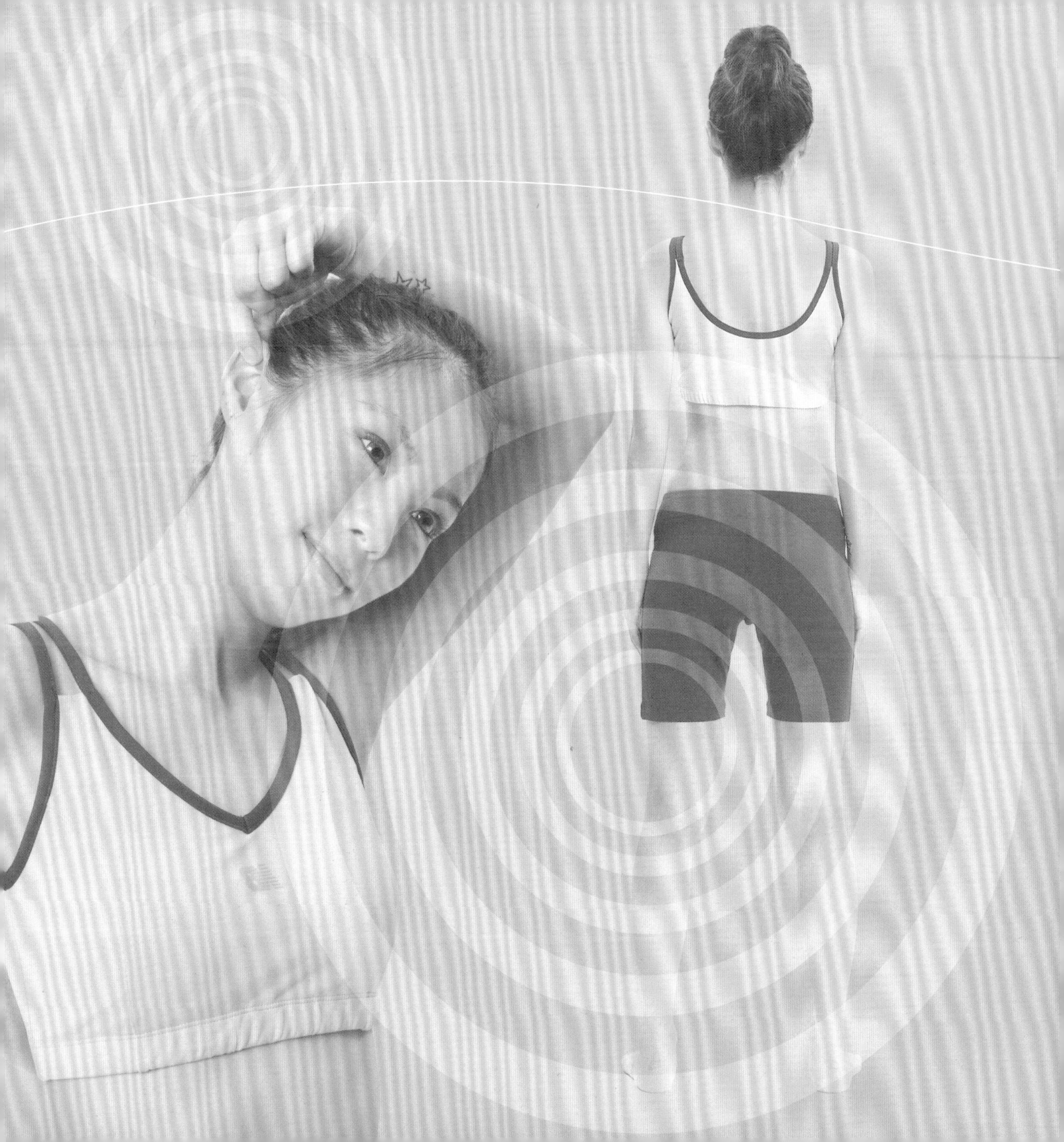

1 頭痛按摩的基本手法

我們體內有二十經絡，包括十二條主經絡（肝經、心經、脾經、肺經、腎經、膽經、小腸經、胃經、大腸經、膀胱經、心包經、三焦經）及八條奇經八脈（任脈、督脈、陰蹻、陽蹻、陰維、陽維、帶脈、衝脈），這些經絡就好比電腦的網路一樣四通八達，它們左右或前後各有一條對稱，互相協調與平衡，是體內各個器官與系統的連繫路線與電力來源，打通經絡，所有的氣血循環及器官運作，都會發揮最好的效果。

當我們疲勞或痠痛時，常常會不由自主用手敲打自己的身體，這是一種自癒能力的表現，倘若您敲對經絡走向，更可發揮立竿見影的效果。

最主要、最方便是敲手、腳的經絡與任督兩脈。

◎在手的內側前、中、後各有三條經絡由上往下走，它們是肺經、心經、心包經。

◎在手的外側前、中、後各有三條經絡由下往上走，它們是大腸經、三焦經、小腸經。

◎在腳內側前、中、後各有三條經絡由下往上走，它們是脾經、肝經、腎經。

◎在腳的外側前、中、後各有三條經絡由下往上走，它們是胃經、膀胱經、膽經。

◎在身體前中央線為任脈。

◎在背部中央線為督脈。

敲打使力的方法

敲的時候，輕握拳頭（空拳），以拳頭下緣之肌肉敲打身體，也可用兩手交叉敲打像打鼓一般的敲（有彈性）。

每天至少敲一次，敲手內側三至五分鐘，敲手外側三至五分鐘，敲腳內側往上敲三至五分鐘，腳外側及後面往下敲三至五分鐘，背部中線的兩旁往下敲三至五分鐘，身體所有病痛就會不見了。

最能發揮效果的敲法要領

不要來回敲，而是順著經絡走向。

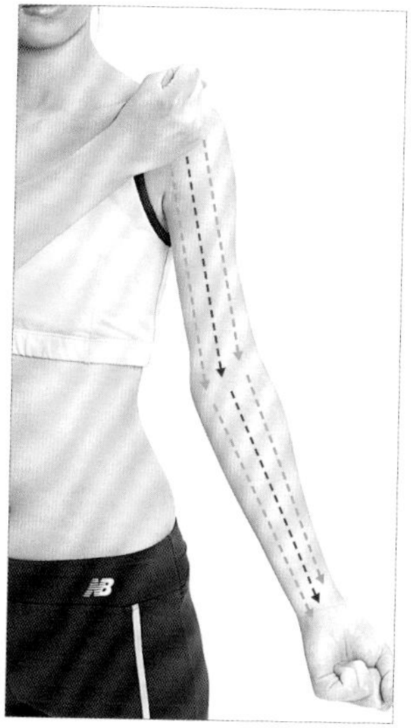

*在手內側中線往下敲。

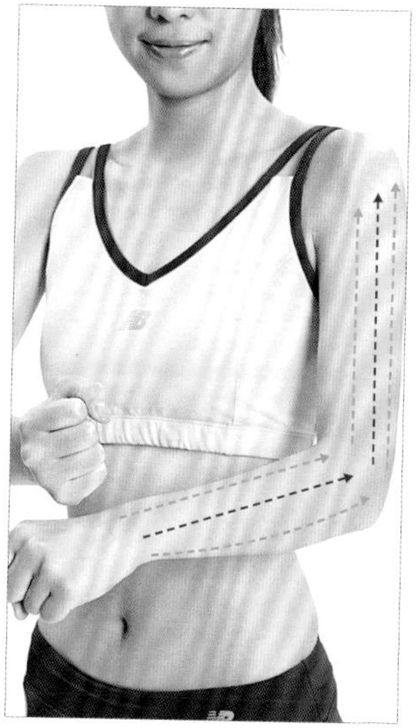

*在手外側中線往上敲。

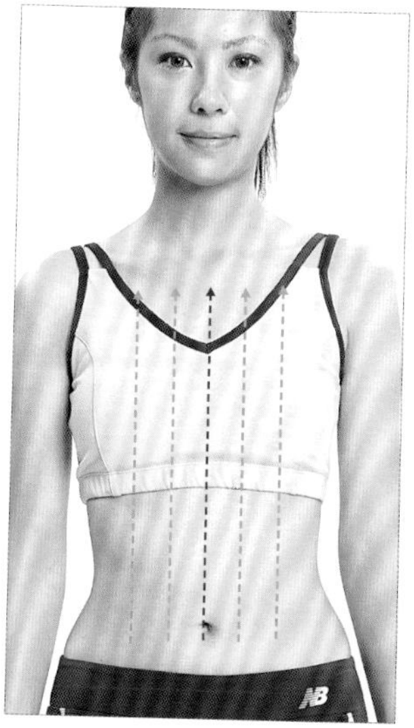

*在身體前中央線往上敲。

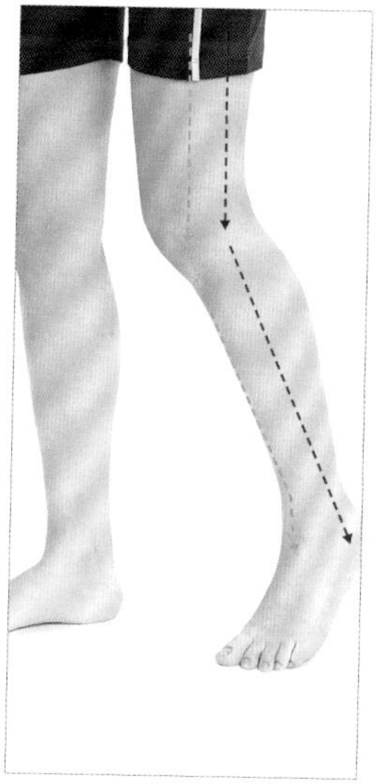

*在腳外側中線往下敲。

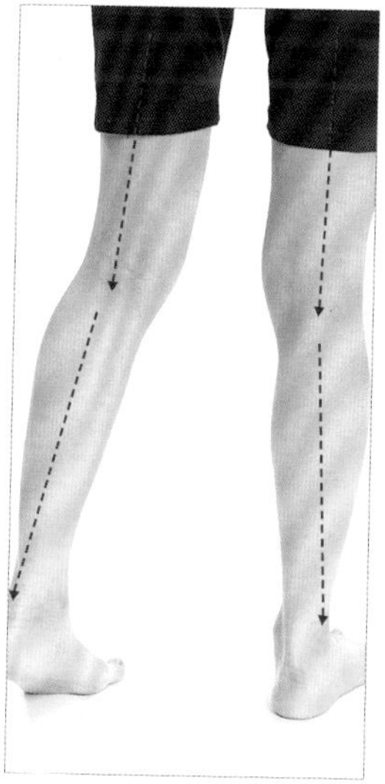

*在腳後面中線往下敲。

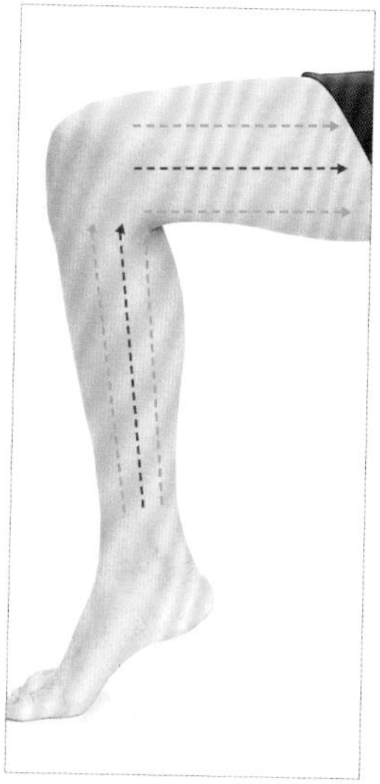

*在腳內側中線往上敲。

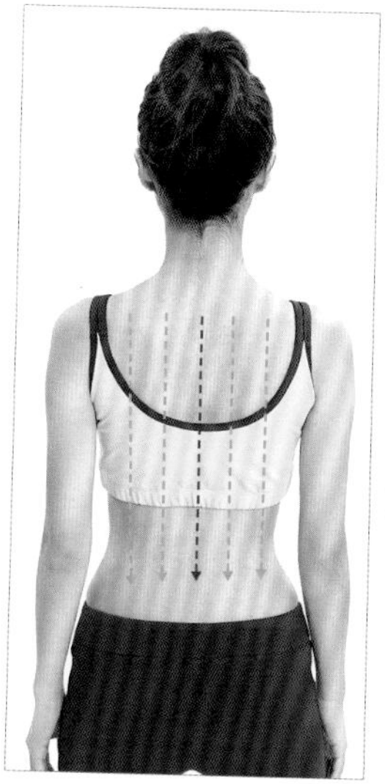

*在背部中線的兩旁往下敲。

2 二十個最有效頭痛穴位按摩

穴位1 合谷穴

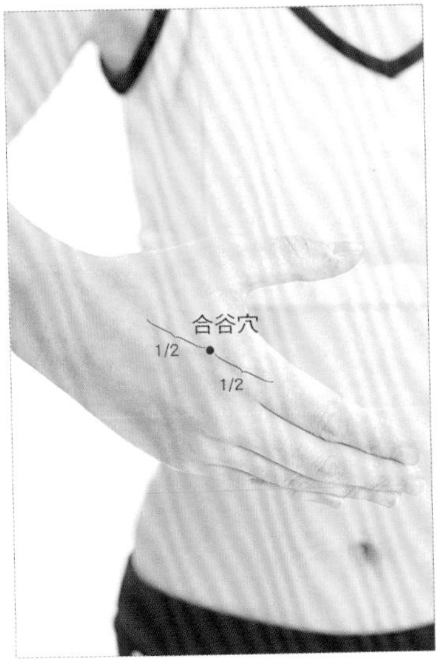

任何頭痛，包括偏頭痛、噁心欲嘔頭痛、後腦袋疼痛、整個頭都在痛、偏頭痛、三叉神經痛等等，都可用合谷穴，因為它可刺激身體分泌腦內嗎啡，有非常好的止痛效果。

◎**位　置**：手背上，第一、二掌骨間，約第二掌骨橈側中點處，左右各有一穴。

◎**主　治**：頭痛、偏頭痛、頸項痛、咽喉腫痛、胃痛、經痛、下腹痛、牙齒痛、上肢疼痛、滯產、嬰幼兒抽筋痙攣、閉經、鼻病、臉頰腫大、口眼歪斜、耳聾、便祕等。

◎**按摩法**：以拇指向下按（與皮膚垂直方向）三十秒後放開，再重覆幾次，左右穴都做。

◎**針灸法**：直刺〇．五至一寸，可灸。孕婦禁止針灸與按壓。

穴位2 內關穴

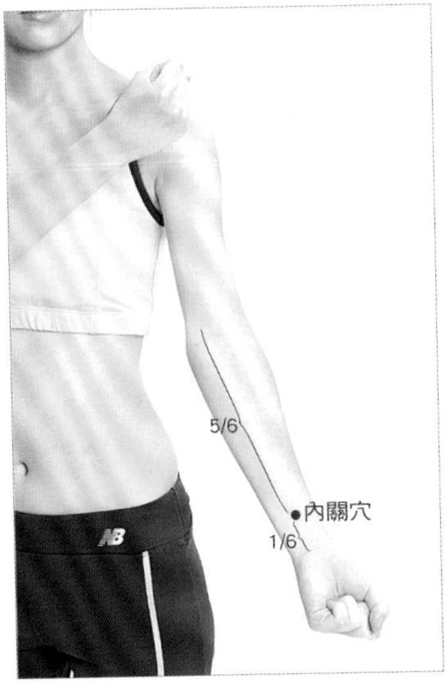

內關穴可治一切心、胸、胃的毛病，這個「心」包括頭腦及心臟本身，故能有

穴位6 三陰交穴

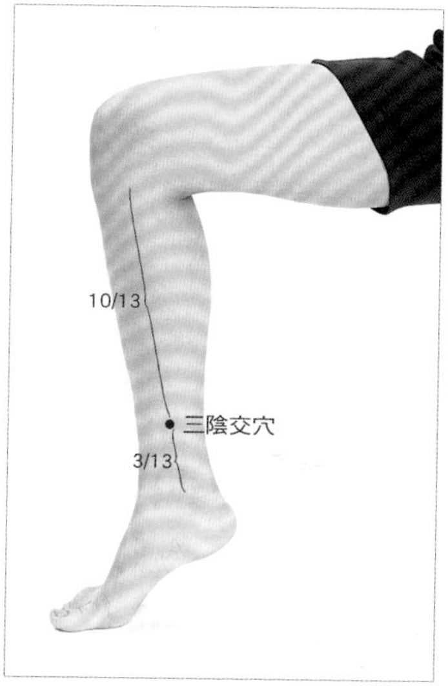

◎位　置：小腿內側足內踝最高點直上三寸，脛骨內側後緣，左右各有一穴。

◎主　治：頭痛、眩暈、失眠、月經疼痛、經血不止、腹痛、腹瀉、腹脹、陰部痛腫、滯產、小便不順、疝氣痛等。

◎按摩法：以拇指向下按（與皮膚垂直方向）三十秒後放開，再重覆幾次，左右穴都做。

◎針灸法：直刺〇．五至一寸，可灸。孕婦禁針灸與按壓。

穴位7 玉枕穴

◎位　置：由後髮中點直上二．五寸（約患者四指寬），再往左右一．三寸（約患者二指寬）。左右各有一穴。

◎主　治：眼睛疼痛、目眩、鼻塞、頭痛、頸痛等。

◎按摩法：以拇指向下按三十秒後放開，再重覆幾次，左右穴都做。

◎針灸法：橫刺〇．三至〇．五寸。可灸。

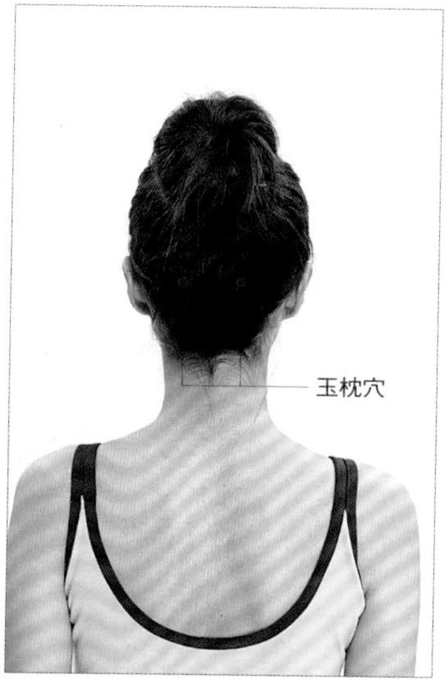

穴位8 陽谿穴

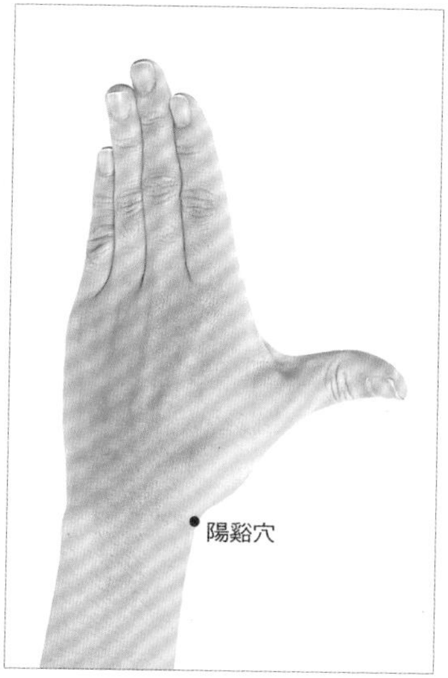

◎位　置：在腕關節橈側，拇指上翹時，下方會出現有凹陷處（當拇短伸肌腱與拇長伸肌腱之間的凹陷中），左右各有一穴。

◎主　治：頭痛、咽喉腫痛、眼睛紅腫痛、牙齒痛、手腕疼痛或痲痺、發熱等。

◎按摩法：以拇指向下按（與皮膚垂直方向）三十秒後放開，再重覆幾次，或握空拳敲打數分鐘，左右穴都做。

◎針灸法：直刺〇．三至〇．五寸，可灸。

穴位9 風池穴

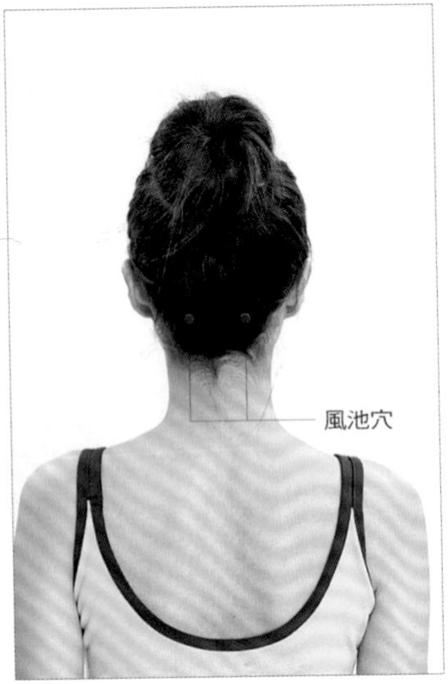

◎位　置：在後髮際中點與耳垂連線的中點上，即胸鎖乳突肌與斜方肌上端之間的凹陷中。左右各有一穴。

◎主　治：目疾、鼻病、耳症、風寒感冒、中風、頭痛、腦疾、高血壓等。

◎按摩法：以大拇指按壓三十秒，連續按壓五次以上。或以指尖肌肉敲打數分鐘。再重覆幾次，左右穴都做。

◎針灸法：向鼻尖方向刺〇．五至〇．八寸，可灸，因此穴位深部接近延髓，所以必須要嚴格掌握針刺的角度與深度，否則很容易招致危險。

穴位10 角孫穴

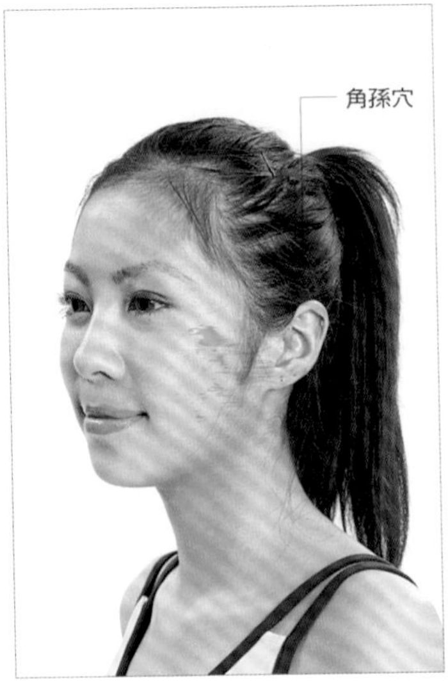

◎位　置：在耳尖正上方入髮際處，左右各有一穴。

◎主　治：頭痛、偏頭痛、耳鳴、眼睛紅腫疼痛、牙齦腫大、牙痛、臉頰腫大等。

◎按摩法：以食指向下按三十秒後放開，再重覆幾次，左右穴都做。

◎針灸法：橫刺〇・三至〇・五寸，可灸。

穴位11 俠谿穴

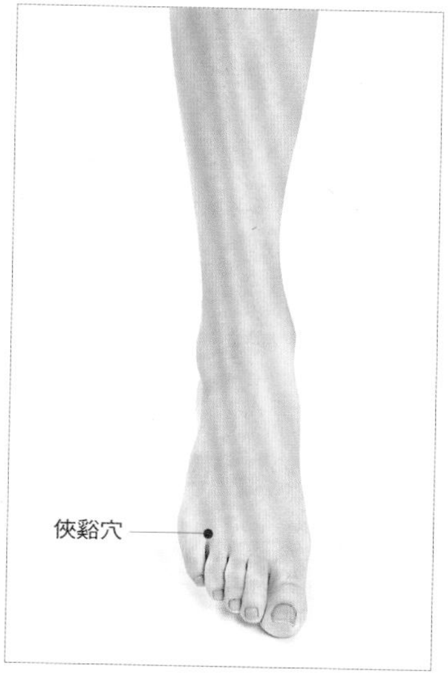

◎位　置：在足背，當第四、五趾的趾縫間，趾蹼緣之後方。左右各有一穴。

◎主　治：耳鳴、耳聾、眩暈、眼外角痛、頭痛、臉頰腫、脅痛、發燒、乳房脹痛等之要穴。

◎按摩法：以拇指向下按（與皮膚垂直方向）三十秒後放開，再重覆幾次，或握空拳敲打數分鐘。左右穴都做。

◎針灸法：直刺〇・三至〇・五寸，可灸。

穴位12 印堂穴

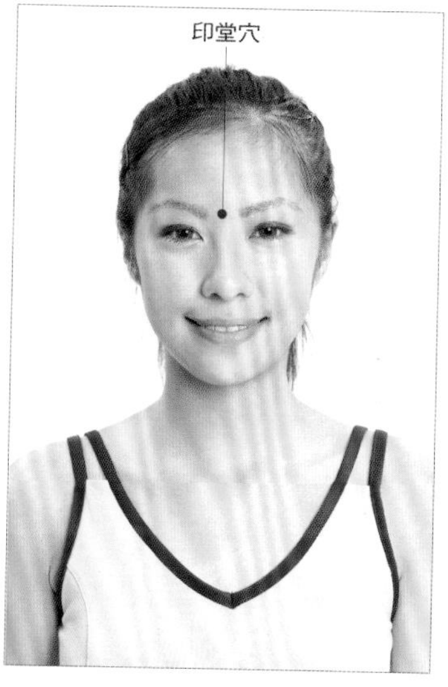

◎位　置：在前額，兩眉頭連線的中點。僅有一穴。

◎主　治：前額疼痛、頭痛、頭重、失眠、鼻炎、鼻血不止、小兒發燒痙攣等。

◎按摩法：以拇指或食指按三十秒之後放開，再重覆幾次。

◎針灸法：橫刺〇・三至〇・五寸，可灸。

穴位13 太衝穴

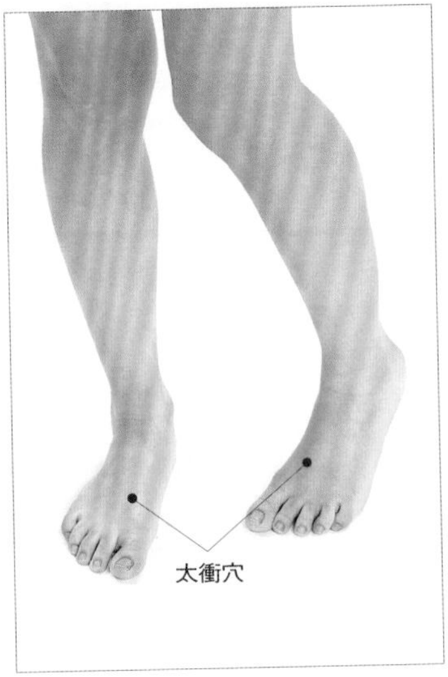

◎位　置：當第一、二跖骨結合部之前的凹陷中，左右各有一穴。

◎主　治：頭痛、失眠、憂鬱症、躁鬱症、癇症、腫瘤、肝病、哮喘、肩背痛、鼻塞、鼻炎、喉痛、腳腫、口眼歪斜、暈眩、小兒驚風痙攣、脅痛、經血不止、遺尿、小便不利、疝氣等之要穴。

◎按摩法：以拇指向下按（與皮膚垂直方向）三十秒後放開，再重覆幾次，或握空拳敲打數分鐘，左右穴都做。

◎針灸法：直刺〇·三至〇·五寸，可灸。

穴位14 足臨泣穴

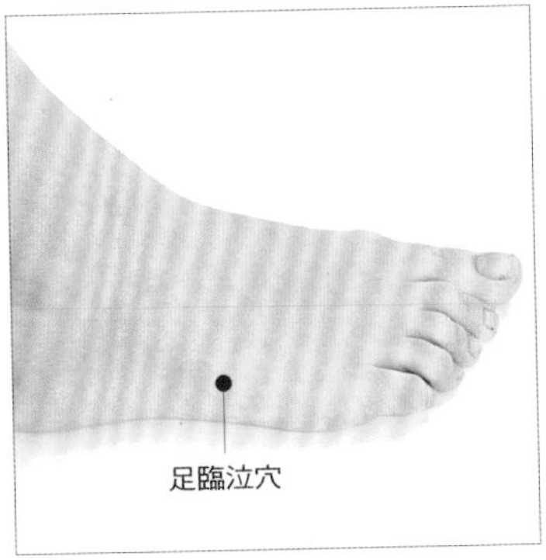

◎位　置：在足背外側，當第四跖趾關節的後方，小趾伸肌腱的外側凹陷處。左右各有一穴。

◎主　治：乳房脹痛、乳房腫塊、眩暈、淋巴腫塊、頭痛、月經不調、脅痛、足背腫痛、腳趾痙攣疼痛等。

◎按摩法：以拇指向下按（與皮膚垂直方向）三十秒後放開，再重覆幾次。或握空拳敲打數分鐘。左右穴都做。

◎針灸法：直刺〇·三至〇·五寸，可灸。

穴位15 飛揚穴

◎位　置：外踝最高點與跟腱之間凹陷

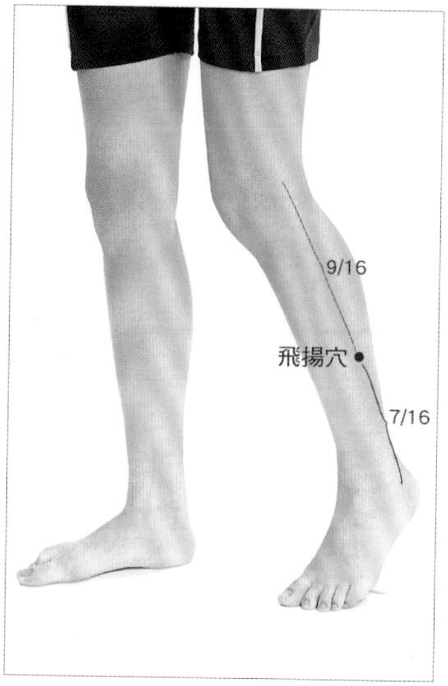

中（昆侖穴）再直上七寸（約患者九指寬）。即小腿外側邊緣十六分之七處，左右各有一穴。

◎**主　治**：頭痛、目眩、鼻塞、痔疾、腰背痛、腿軟無力、鼻血不止之要穴。

◎**按摩法**：以拇指向下按（與皮膚垂直方向）三十秒後放開，再重覆幾次。或握空拳敲打數分鐘，左右穴都做。

◎**針灸法**：直刺〇·五至一寸。可灸。

穴位16 懸鐘穴

◎**位　置**：在小腿外側，內踝高點往上三寸（約患者四指寬），腓骨後

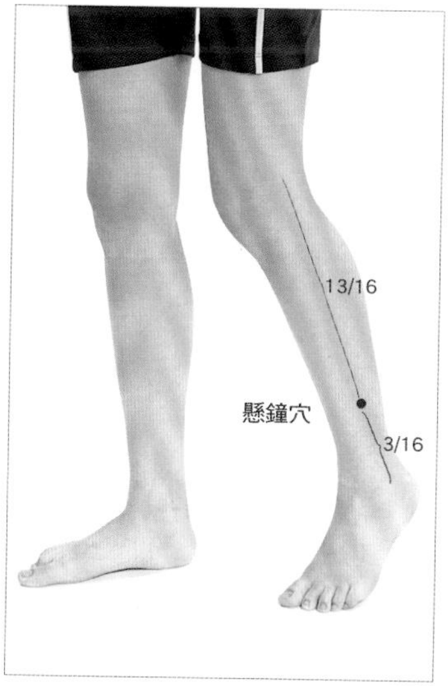

緣和腓骨長短肌肌腱之間凹陷處。左右各有一穴。

◎**主　治**：脊髓疾病、中風、脅痛、腹脹、頸項痛、半身不遂、下肢麻痺或痿縮、小腿痙攣疼痛、腳氣等。

◎**按摩法**：以拇指向下按（與皮膚垂直方向）三十秒後放開，再重覆幾次。或握空拳敲打數分鐘。左右腳都做。

◎**針灸法**：直刺〇·三至〇·五寸，可灸。

穴位17 太陽穴

◎**位　置**：在眉稍與目外之間，向後一拇指寬處凹陷中，左右各有二穴位。

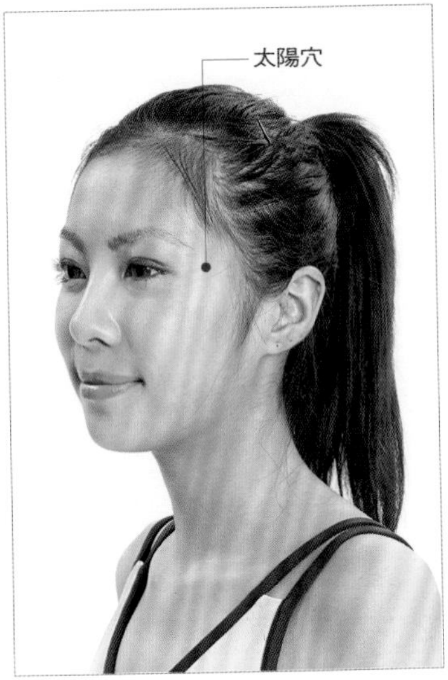

◎主　治：頭痛、口眼歪斜、眼疾（目赤紅腫、風淚、目翳、白內障）等。

◎按摩法：以手指向下按三十秒後放開，再重覆幾次。

◎針灸法：直刺〇・三至〇・五寸，或點刺出血。

穴位18 八風穴

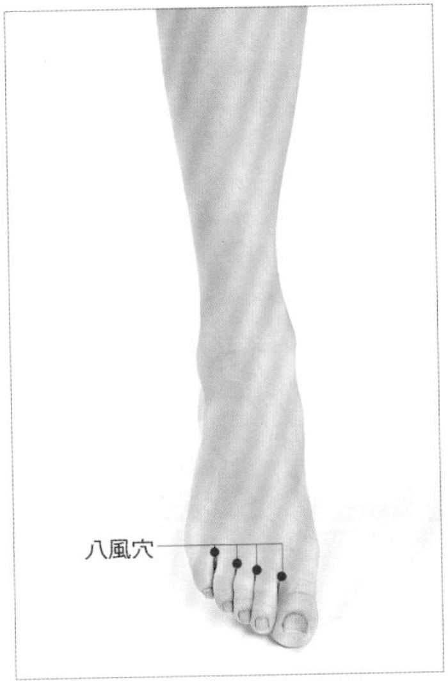

◎位　置：足背，微握拳，一至五趾間趾蹼緣後方赤白肉際處。左右各有四穴。

◎主　治：頭痛、腳氣、眼痛、月經不調、牙痛、腳腫脹瘀血、瘧疾等等。

◎按摩法：以手指向下按三十秒後放開，再重覆幾次。

◎針灸法：斜刺〇・一至〇・二寸，可灸。

穴位19 大杼穴

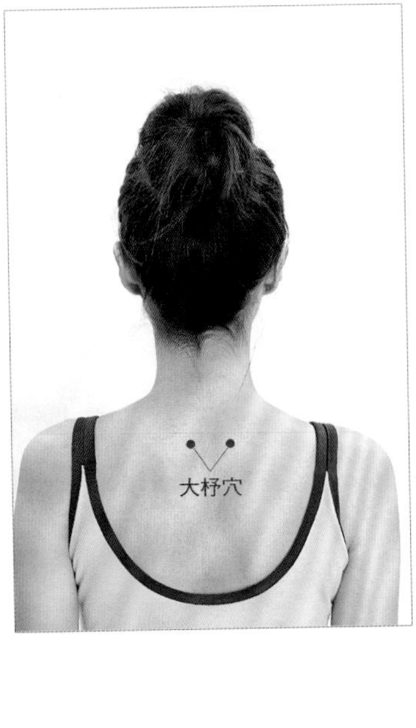

◎位　置：在背部，第一胸椎棘突下再向左或向右一・五寸處（約患者二指寬），左右各有一穴。

◎主　治：頭痛、眩暈、頸痛、背痛、肩胛痛、脊椎僵硬、感冒、發燒、咳嗽、肺炎、支氣管炎、關節炎、骨結核、頭部無法順利俯仰、肢體痲木、癲癇、瘧疾等。

◎**按摩法**：以手指向脊椎方向斜按三十秒後放開，再重覆幾次。或握空拳輕輕敲打數分鐘。

◎**針灸法**：向脊椎方向斜刺〇・五至〇・八寸，可灸。

穴位20 四神聰穴

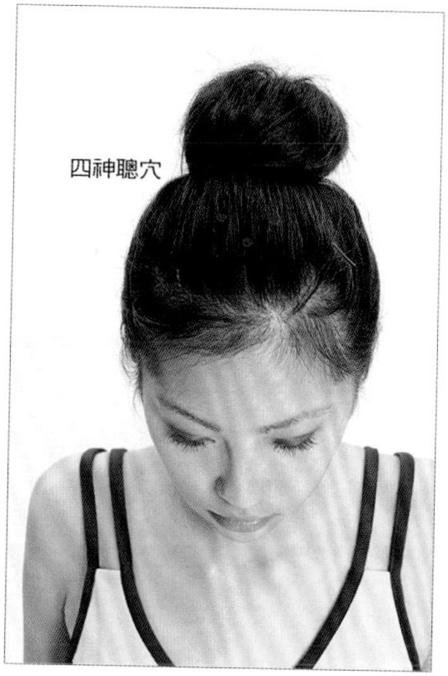

◎**位　置**：在頭頂，百會穴的前後左右各一寸（患者一拇指寬為一寸）。共有四穴。

◎**主　治**：頭痛、癲癇、腦疾、高血壓、眩暈、失眠、健忘等。

◎**按摩法**：以手指向下按三十秒後放開，再重覆幾次，或握空拳以虎口地區輕輕敲打數分鐘。

◎**針灸法**：橫刺〇・五至一寸，可灸。

3 十二經井穴按壓法

在身體十二經的井穴加以按壓，即可幫助疏散頭痛。

十二井穴是身體主要的十二條經絡，位在指甲或趾甲附近之重要穴位，是每條經絡的開始或結束的穴位。針灸學治療原則之一曰：「井主心下滿」，意即：每一條經絡的井穴，都能解除「體內胃氣上逆」所造成的身體不適，如頭腦不清明、脹氣等現象。

肝經井穴：大敦穴

◎**位置**：足大趾末節的外側趾背上，當外側趾甲根與趾關節節之間取穴。

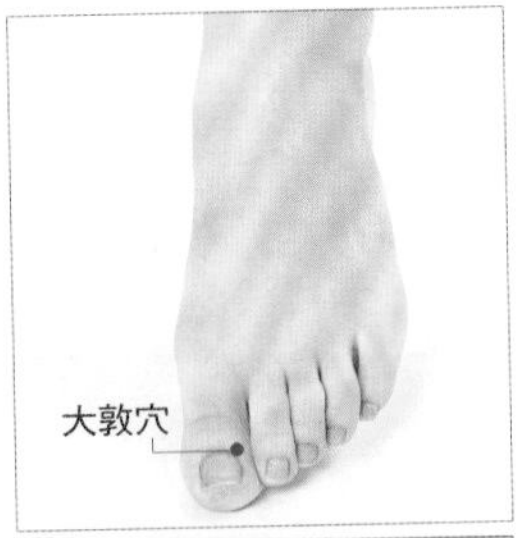

心經井穴：少衝穴

◎**位置**：小指橈側指甲角後一分許。

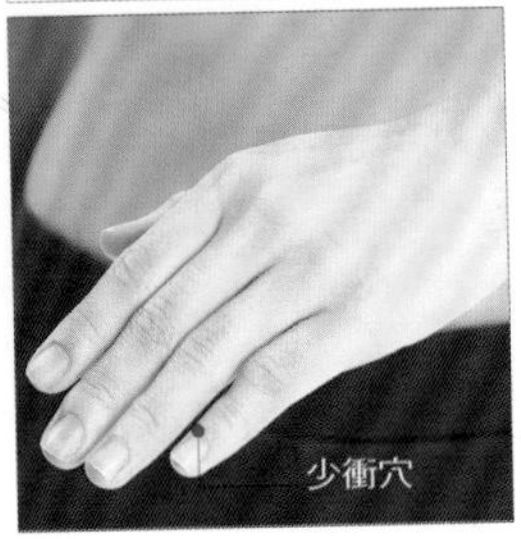

脾經井穴：隱白穴

◎**位置**：足大趾內側趾甲角後一分許。

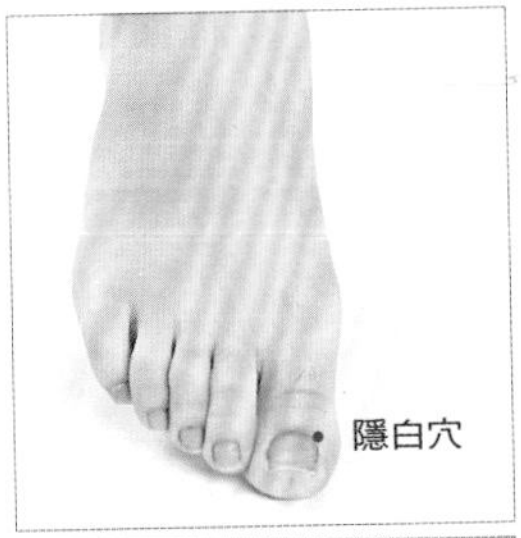

肺經井穴：少商穴

◎**位置**：拇指橈側指甲角後一分許。

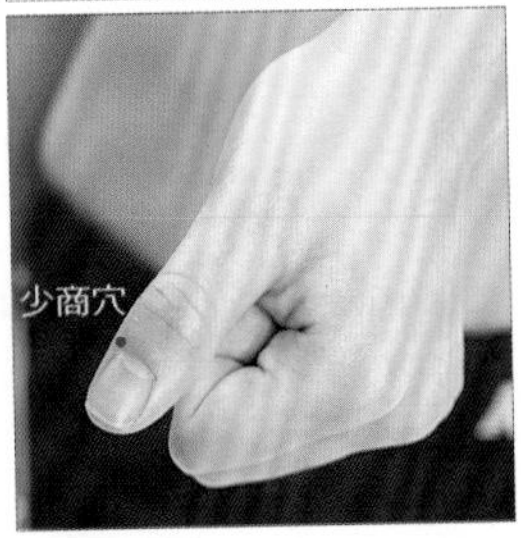

腎經井穴：湧泉穴

◎**位置**：足大趾內側趾甲角後一分許。

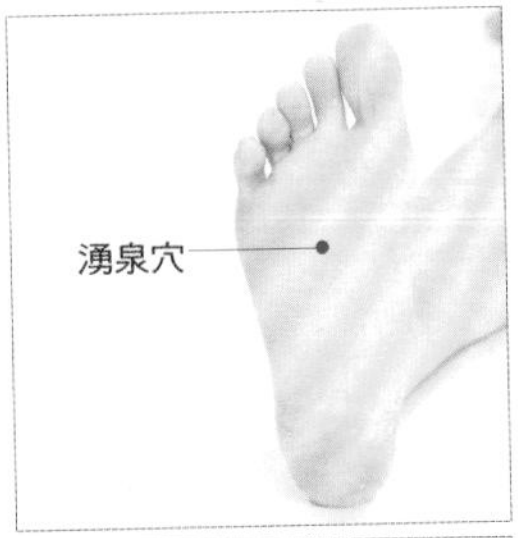

心包經井穴：中衝穴

◎**位置**：手中指尖端的中央。

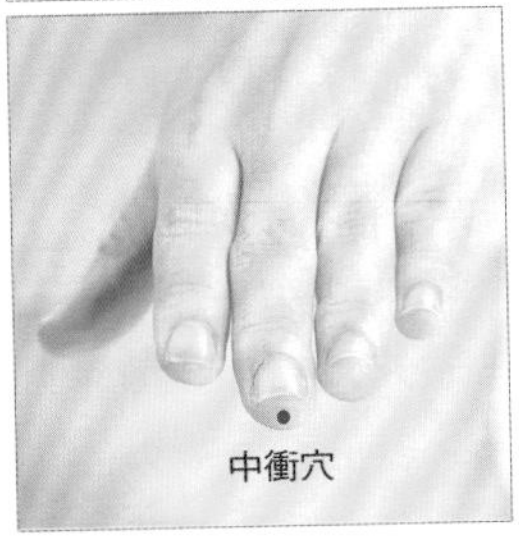

膽經井穴：足竅陰穴

◎位置：第四趾外側趾甲角後一分許。

小腸經井穴：少澤穴

◎位置：手小指尺側，指甲角後一分許。

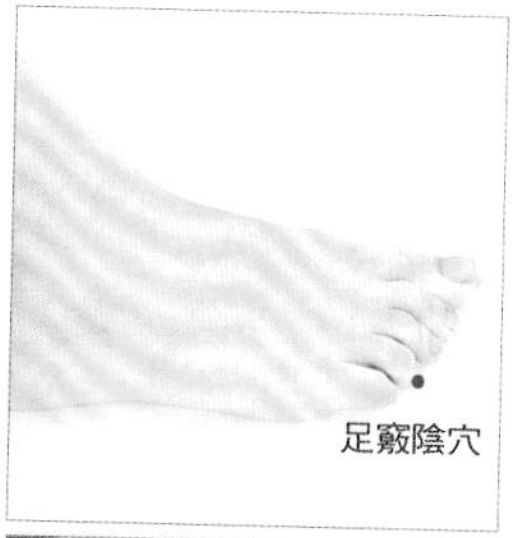

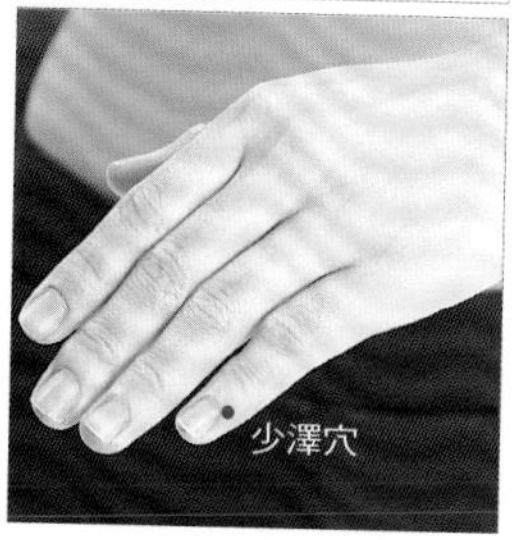

胃經井穴：厲兌穴

◎位置：第二趾外側趾甲角後一分許。

大腸經井穴：商陽穴

◎位置：食指橈側指甲角後一分許。

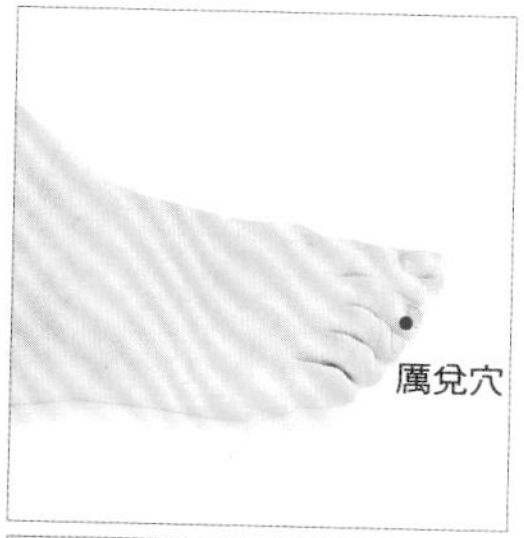

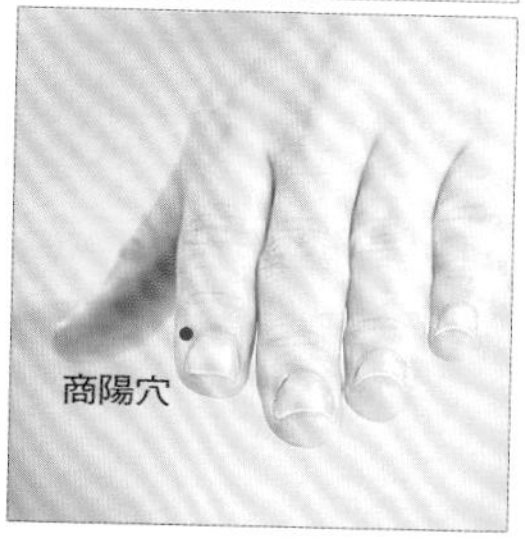

膀胱經井穴：至陰穴

◎位置：足小趾外側，趾甲角後一分許。

三焦經井穴：關衝穴

◎位置：第四指尺側，指甲角後一分許。

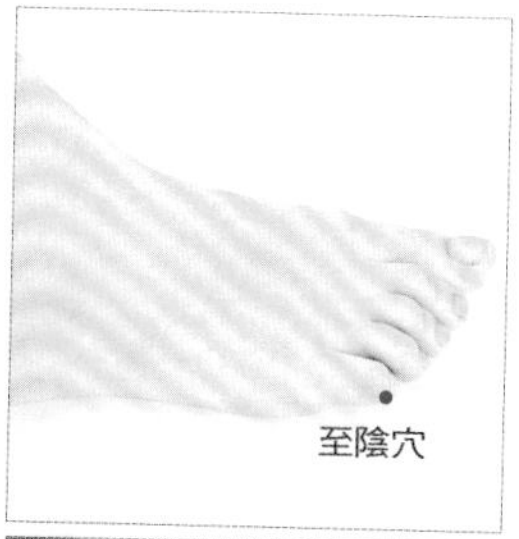

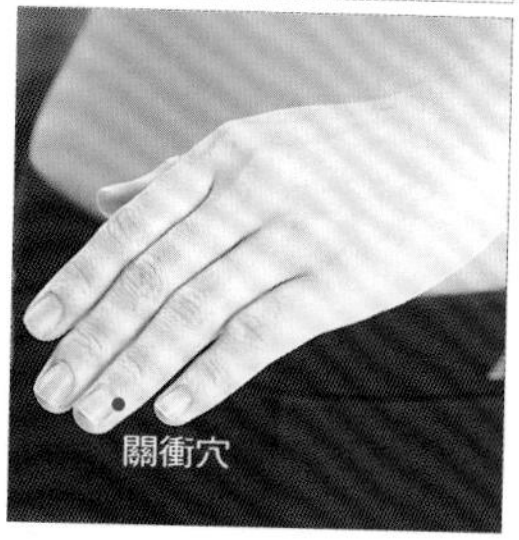

PART

3

漢方治頭痛有妙方

據估計，偏頭痛每年造成台灣四十六億元的工作損失，多半民眾對頭痛問題不以為意，平均痛了十年後才就醫，平日便自行用藥，有人甚至過度濫用止痛藥，引發心肌梗塞、差點要了命。從門診經驗來看，市售止痛藥物連續使用四到五年後，會慢慢開始出現藥物依賴，一旦停藥反而會出現慢性頭痛的情況。在本篇特別介紹二十種中藥方劑與六帖中草藥，以漢方調治，讓你的頭痛頻率及程度漸漸降低。免除長期吃西藥的副作用與依賴性。

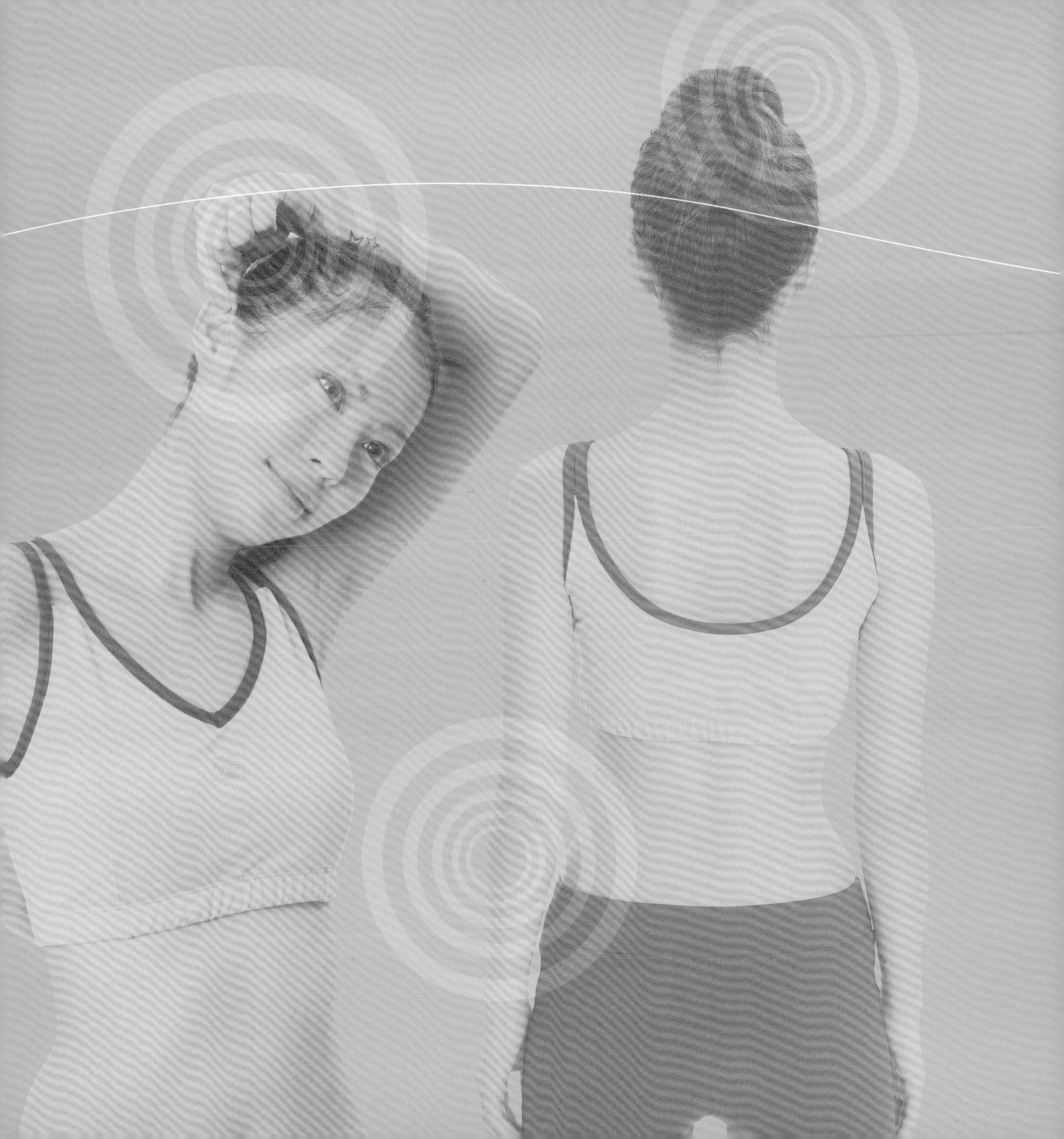

1 二十個治頭痛經典中藥方劑

每個人的體質與病情都不盡相同，有的人一半的分量就有效，有的人則需加倍，有的人則需多服幾次，不論是煎劑或濃縮藥粉，使用前宜請教中醫師，以免產生副作用或症狀加劇。

以下每個處方乃煎劑分量，但亦可使用科學中藥濃縮粉劑，因為科學中藥均是國家標準的合格製藥廠商（科達、順天、莊松榮、勝昌、復興等數十家）根據傳統醫學典籍加上科學實驗，所做成一定比例的藥粉，頗為方便且安全有效。

一般而言，十二歲以上每次使用四至六公克（約圖中一小湯匙分量），以較熱的溫開水約四十CC攪勻後服下，再喝點溫開水，一日三至四次。十二歲以下則減半分量。

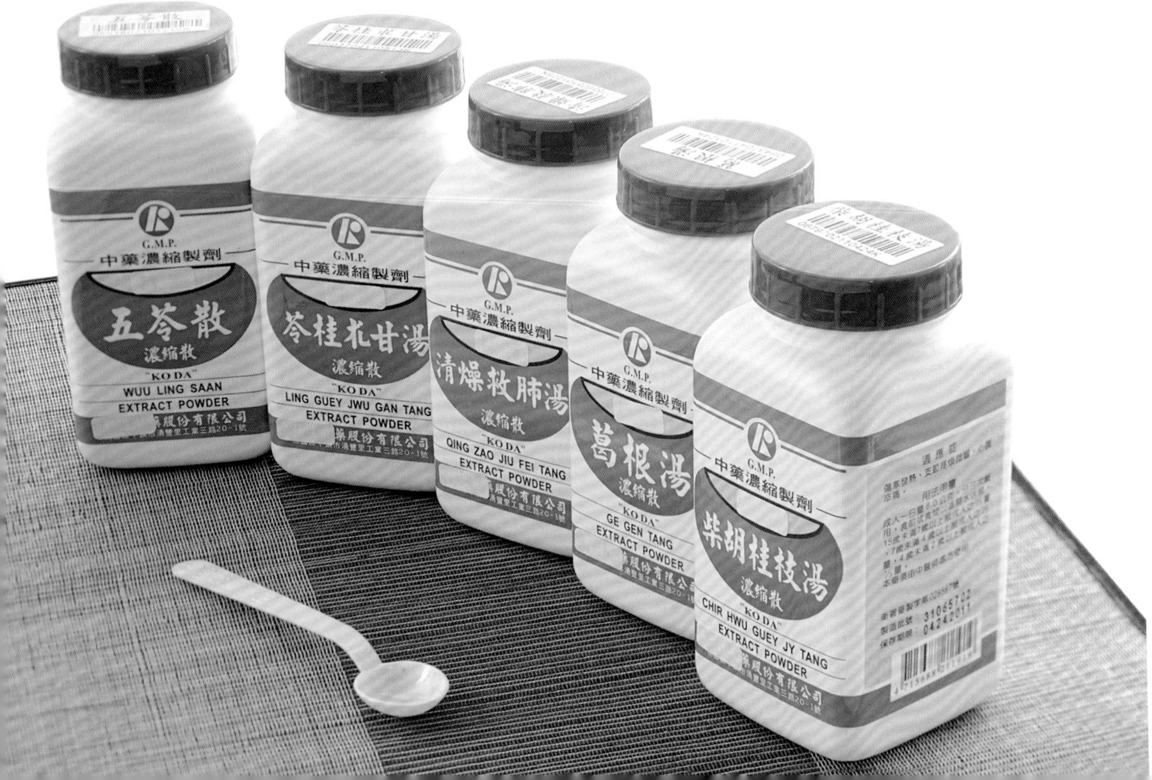

葛根湯

組成　葛根8錢、麻黃2錢、生薑1.5錢、大棗3錢、桂枝2錢、芍藥2錢、炙甘草2錢。

方劑出處　漢．《傷寒論》

功效

主治身體的「足太陽膀胱經」，受到風寒後，整個背部僵硬，發不出汗且怕風。「足太陽膀胱經」與「足陽明胃經」合病，產生腹瀉或嘔吐，或小便變少，或發燒且發不出汗，或喘息脹滿無食慾，或無法言語，好像要中風的症狀。

適用

❶感冒頭痛、肩頸僵硬者。
❷鼻塞、鼻過敏且頭痛者。
❸頭痛且兼有五官疾病者如：角膜炎、麥粒腫、中耳炎、鼻炎等。

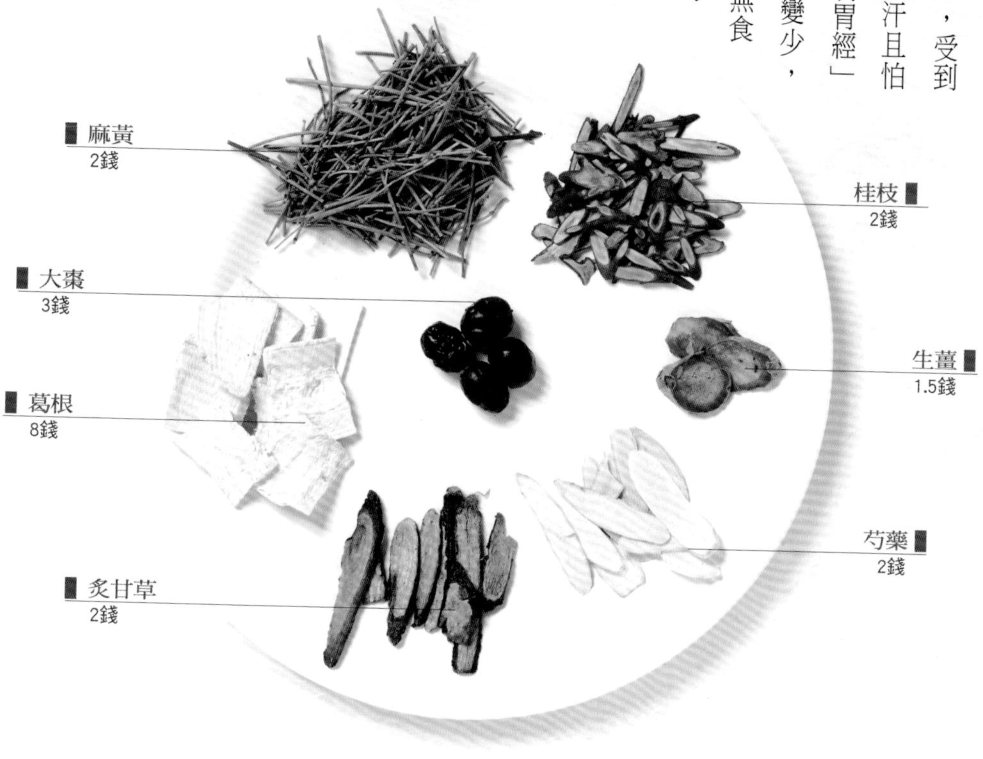

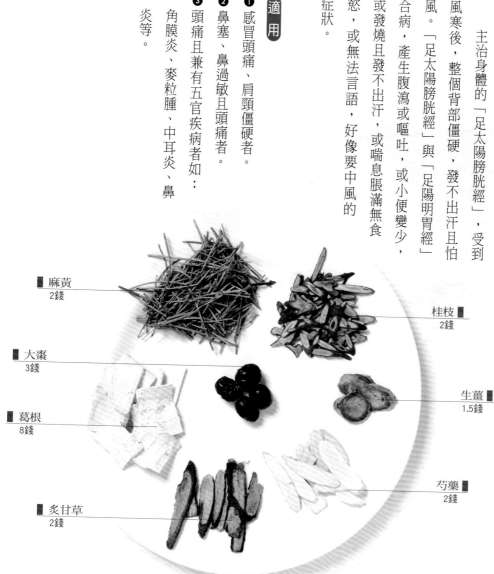

柴胡桂枝湯

組成　柴胡4錢、半夏2錢、白芍1.5錢、桂枝1.5錢、人參1.5錢、黃芩1.5錢、炙甘草1.5錢、生薑1.5錢、大棗6個

方劑出處　漢朝．《傷寒論》

功效

主治受到風寒六、七天之後，身體發燒，稍微怕冷，手腳關節會感到疼痛，些微欲嘔，心下的胃緊，體表的外證還沒消除，及心腹中心突然疼痛者。

適用

❶ 久年或長期的頭痛，如已慢性頭痛多年，我們曾多次碰到已頭痛二十年的朋友，才服數星期「柴胡桂枝湯」一已完全痊癒。

❷ 無明顯其他症狀的頭痛者。研究顯示「柴胡桂枝湯」對人體內分泌系統有一定的作用，尤對腦皮質的興奮和抑制有雙向調節作用，可調節和消除神經衰弱引起的一系列症狀，如：精神官能症、癲癇等的頭痛。且對於腦部缺血所引起的腦部神經元缺血性損傷，有保護作用，同時可促進血液循環，增加腦血流量。

❸ 久咳，頭痛多日，也很適合。

❹ 無法判定的頭痛。頭痛的原因非常複雜，若就醫數次後，仍沒辦法知道頭痛如何造成的，可先用此方治療。此方可平衡身體左右系統，使氣血調和，又可治體內各種慢性發炎，是一個廣效且安全的方子。

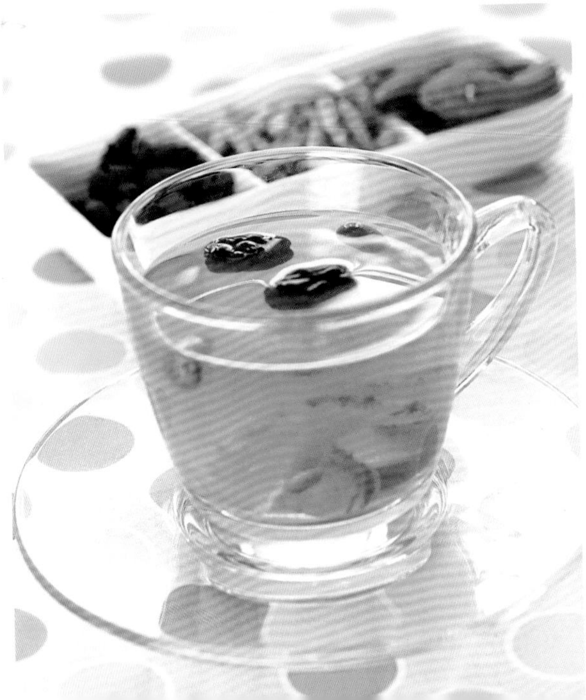

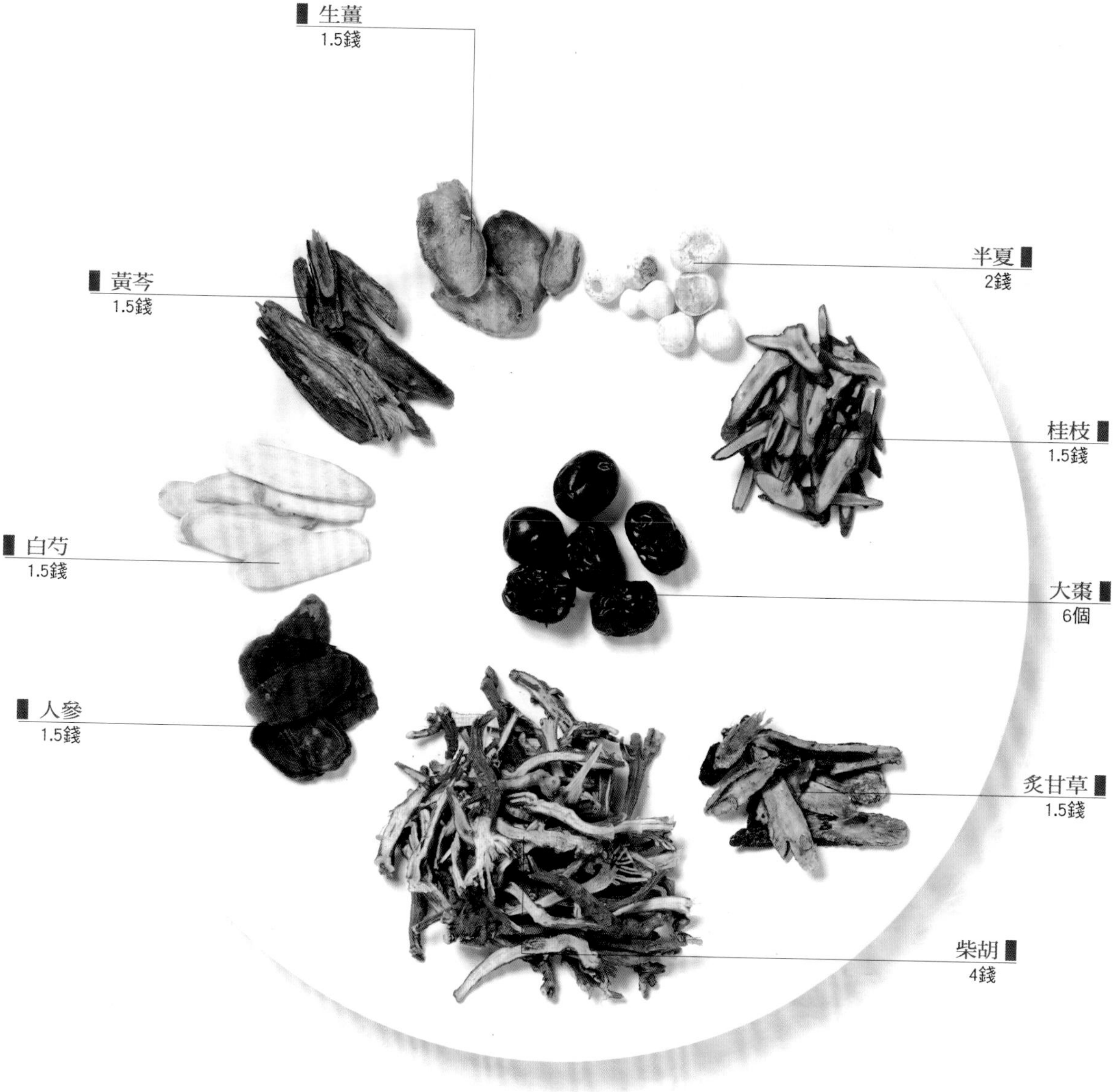
生薑
1.5錢
半夏
2錢
黃芩
1.5錢
桂枝
1.5錢
白芍
1.5錢
大棗
6個
人參
1.5錢
炙甘草
1.5錢
柴胡
4錢

調胃承氣湯

組成 大黃2錢、炙甘草1錢、芒硝2錢。

方劑出處 漢朝・《傷寒論》

功效

原方主治陽明病胃腸燥熱，熱性病過程中，大便不通，口渴心煩，腹滿拒按。能通便軟堅，和胃泄熱。主治發熱、口渴、便祕、腹痛拒按，以及口舌生瘡、咽喉腫痛、牙齦腫痛、口臭、苔黃、脈滑數。

適用

❶發燒頭痛且便祕者。
❷或習慣性便祕，上廁所時會頭不適者。
❸消化差而有頭痛者。

注意

虛寒性大便閉塞者忌用。

小字典

拒按：為按診的症狀。指疼痛部位因按壓而痛增，因病人會怕被按壓，而有拒絕被按壓的意思。

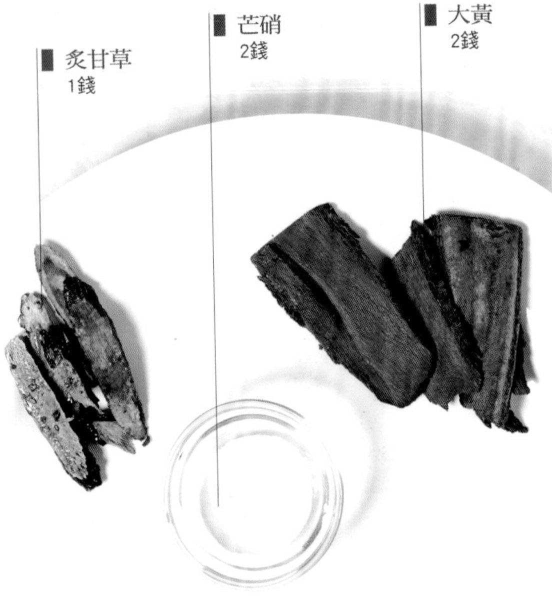

小柴胡湯

組成 大棗12個、柴胡4.5錢、黃芩3錢、半夏3錢、人參3錢、炙甘草3錢、生薑3薄片。

方劑出處 漢朝・《傷寒論》

功效

主治受了風寒出現少陽證，身體忽冷忽熱，咽乾，目眩，舌苔薄白，脈搏呈現弦脈者。

適用

❶側頭痛、偏頭痛者。

❷頭痛且一下子發熱，一下子發冷者。

❸感冒頭痛經過三日尚未退熱，但有咳粘痰的咳嗽，或兼有急慢性支氣管炎、扁桃腺炎、中耳炎（耳朵容易流膿）者。

❹頭痛而且嘴巴會覺得苦苦的、咽喉乾乾的。

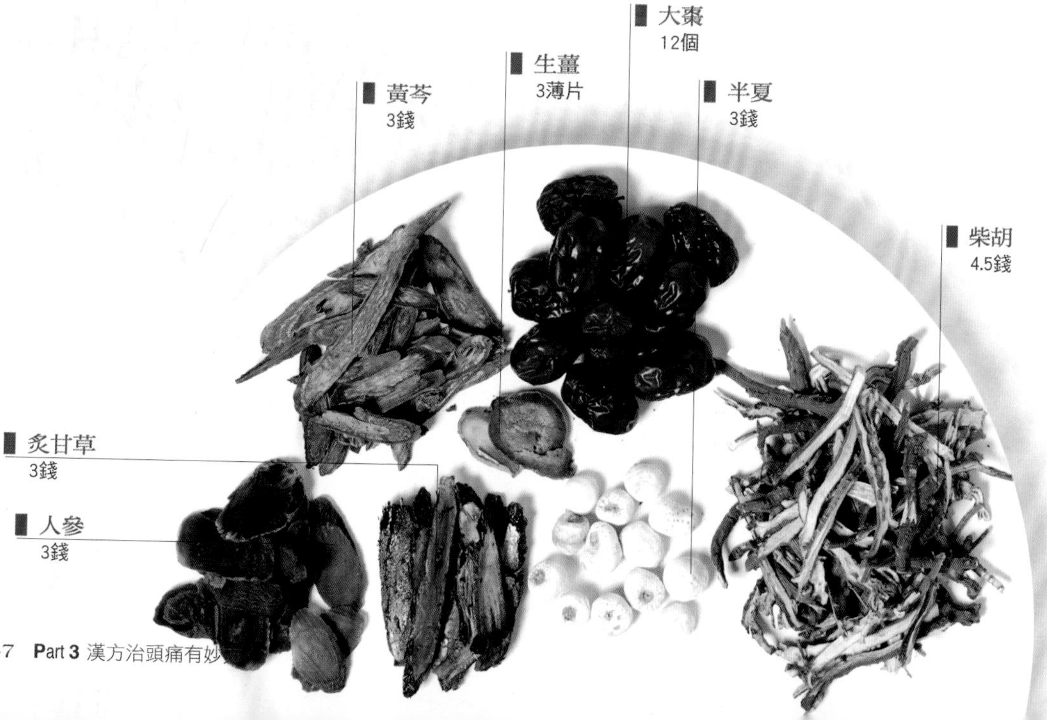

苓桂朮甘湯

組成 茯苓4錢、桂枝3錢、白朮2錢、炙甘草2錢。

方劑出處 漢・《金匱要略》

功效

原方用於心下的胃膈之間，有痰飲流動，胸脅脹滿，阻礙了陽氣，無法上達於頭目，因此頭暈目眩。

適用

❶眼壓高且有頭痛者。
❷患有梅尼爾氏症兼頭痛者。
❸腎性高血壓頭痛者。
❹患有水腫兼頭痛者。

注意

痰多但陰虛火旺者忌用。

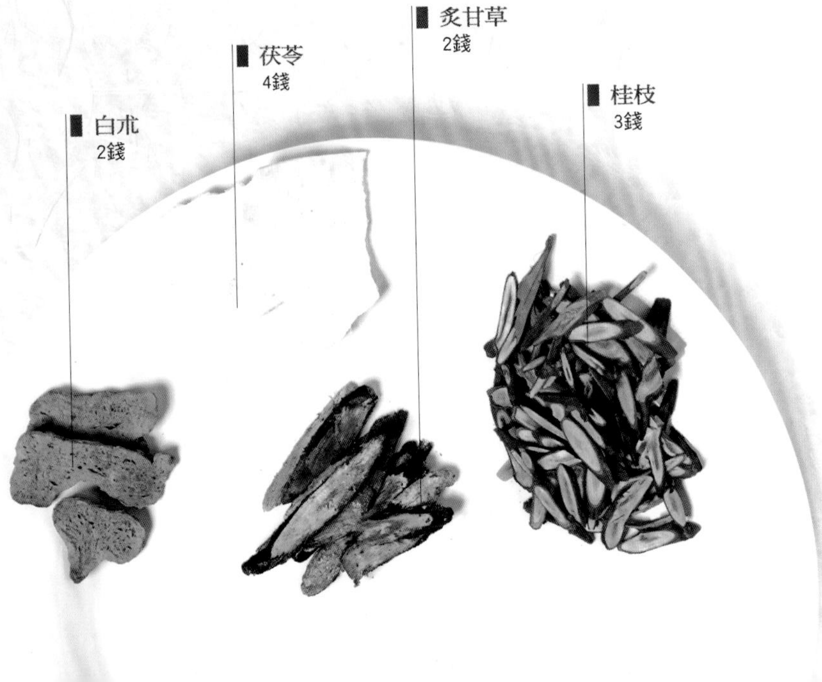

白虎湯

組成 石膏3錢、知母1.5錢、熟地3錢、麥門冬2錢、牛膝1.5錢。

方劑出處 漢・《傷寒論》

功效

能清熱瀉火，生津止渴。主治外感熱病，氣分熱盛，症狀為高燒臉紅，心煩口渴，出汗怕熱。

適用

感冒或流行性感冒，所引起的高燒頭痛，且會非常口渴、大量出汗、脈搏跳動洪大者。

注意

倘若發燒卻不煩渴，或表證未解而惡寒發熱者，或出汗雖多但臉色慘白者，均忌用。

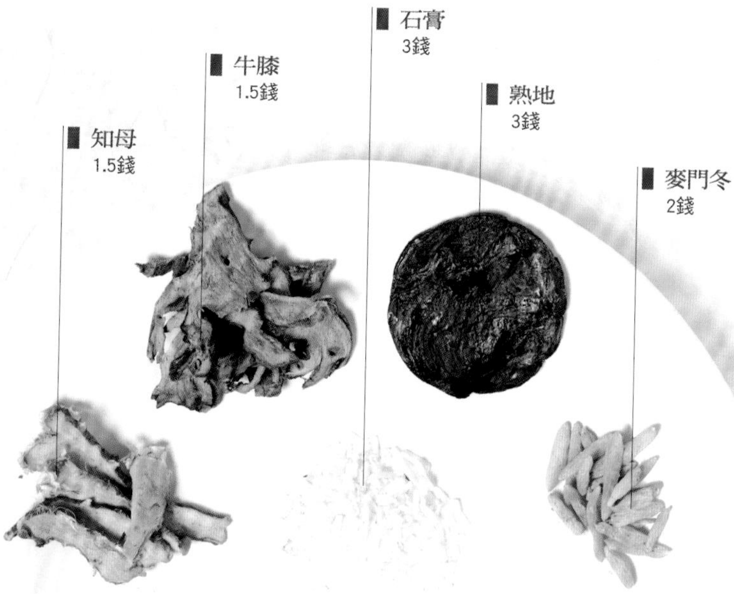

五苓散

組成 茯苓1錢、豬苓1錢、澤瀉1.6錢、白朮1錢、肉桂0.5錢。

方劑出處 漢・《傷寒論》

功效

體外有傷風感冒的表證，體內又有水氣濕氣，故頭痛發燒，心煩口渴一直想要喝水；或一喝水就吐，小便不順，及發生急症如：霍亂又吐、又瀉症狀；或體內水氣濕氣停滯，發生水腫，常吐涎沫並且頭暈眩；或氣短且咳嗽者。

適用

❶ 體內潮濕兼頭痛、暈眩者。
❷ 習慣性頭痛者。
❸ 偏頭痛者。
❹ 三叉神經痛者。
❺ 吐兼頭痛者。

注意

陰虛津少之小便不利者忌用。

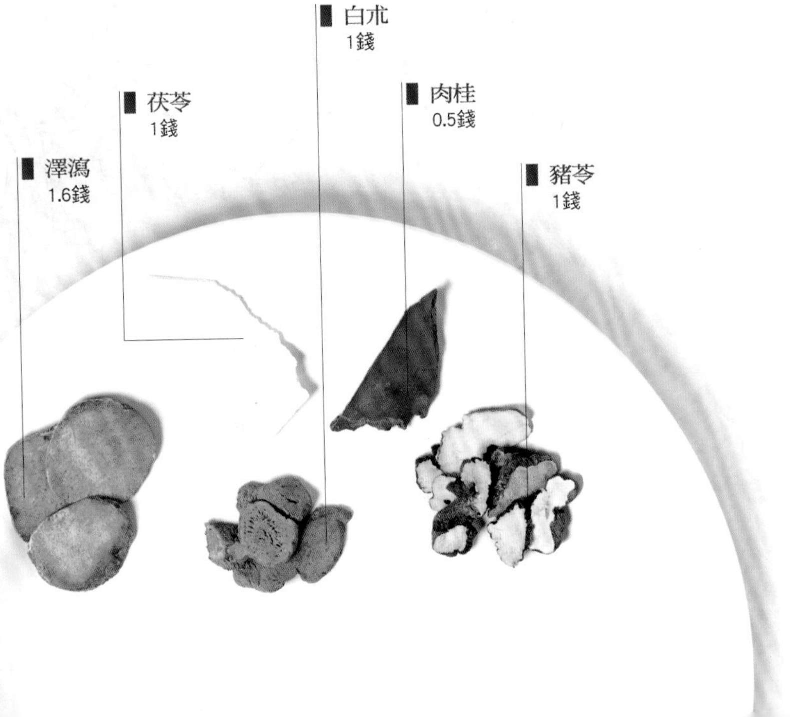

玉女煎

組成 石膏8錢、知母3錢、炙甘草1錢、粳米3錢。

方劑出處 明・《景岳全書》

功效

能清胃滋陰。主治陰虛胃熱，煩熱口渴，頭痛牙痛，齒鬆齦腫，或吐血衄血，舌乾紅，苔白或苔黃而乾。

適用

❶陰虛胃熱所導致的頭痛、口渴、煩熱、牙痛者。

❷皮膚搔癢且有頭痛者。

注意

脾虛水瀉者忌用。

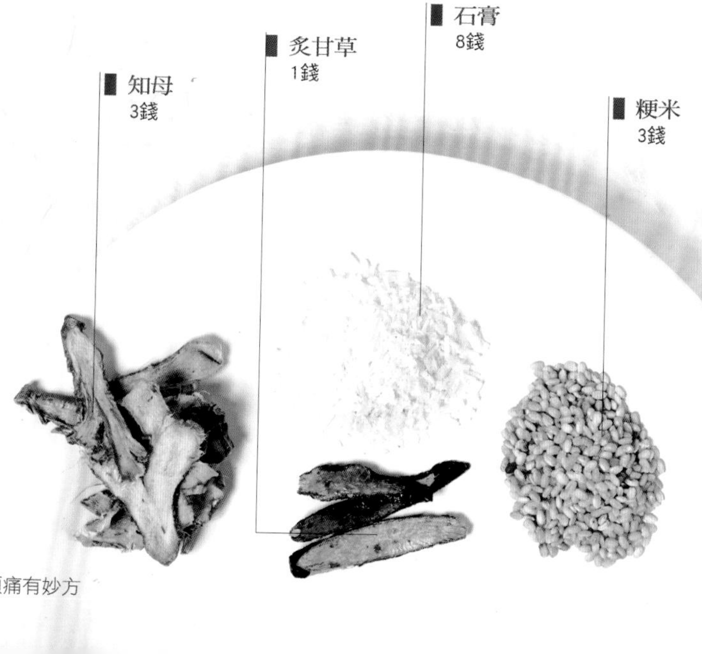

葛花解酲湯

組成

葛花2.5錢、白豆蔻2.5錢、砂仁2.5錢、青皮1.5錢、白朮1錢、神麴1錢、乾薑1錢、澤瀉1錢、茯苓0.7錢、陳皮0.7錢、人參0.7錢、豬苓0.7錢、木香0.3錢。

方劑出處

金元朝・《蘭室祕藏》

功效

專治「酒積」，即飲酒過多常伴隨濕熱與腸胃不適，患者會感到反胃、頭痛、吐出酸臭食物。頭感覺很重，胸口腹部脹悶不順，口乾而渴，小便赤黃。

適用

適合用於飲酒太過而頭痛心煩、嘔逆、小便不順、大便泄瀉者。

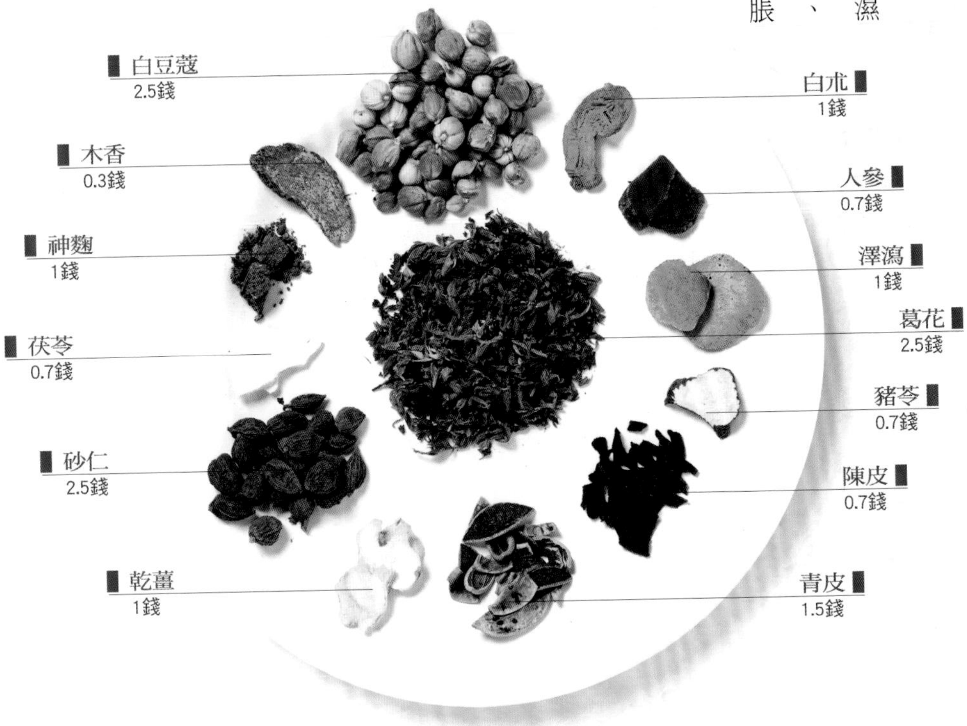

白豆蔻
2.5錢
木香
0.3錢
神麴
1錢
茯苓
0.7錢
砂仁
2.5錢
乾薑
1錢
白朮
1錢
人參
0.7錢
澤瀉
1錢
葛花
2.5錢
豬苓
0.7錢
陳皮
0.7錢
青皮
1.5錢

半夏天麻白朮湯

組成

半夏1.5錢、麥芽1.5錢、陳皮1.5錢、白朮1錢、神麴1錢、蒼朮0.5錢、茯苓0.5錢、天麻0.5錢、黃耆0.5錢、人參0.5錢、澤瀉0.5錢、乾薑0.2錢、黃柏0.2錢。

方劑出處

金元朝・《脾胃論》

功效

主治風痰往上干擾，暈眩頭痛，胸悶噁心欲嘔，舌苔白膩，脈搏呈現弦滑脈。風痰常出現突然跌倒、昏迷、口吐白沫、抽搐反覆發作等症狀，常見於癲癇、口喎眼斜、舌強語蹇、小兒驚厥、急性支氣管炎等。

適用

❶ 低血壓頭痛眩暈者。
❷ 胃腸虛弱之高血壓頭痛眩暈者。
❸ 習慣性頭痛者。

注意

肝陽上亢（肝火大的高血壓）之頭痛眩暈者忌用。

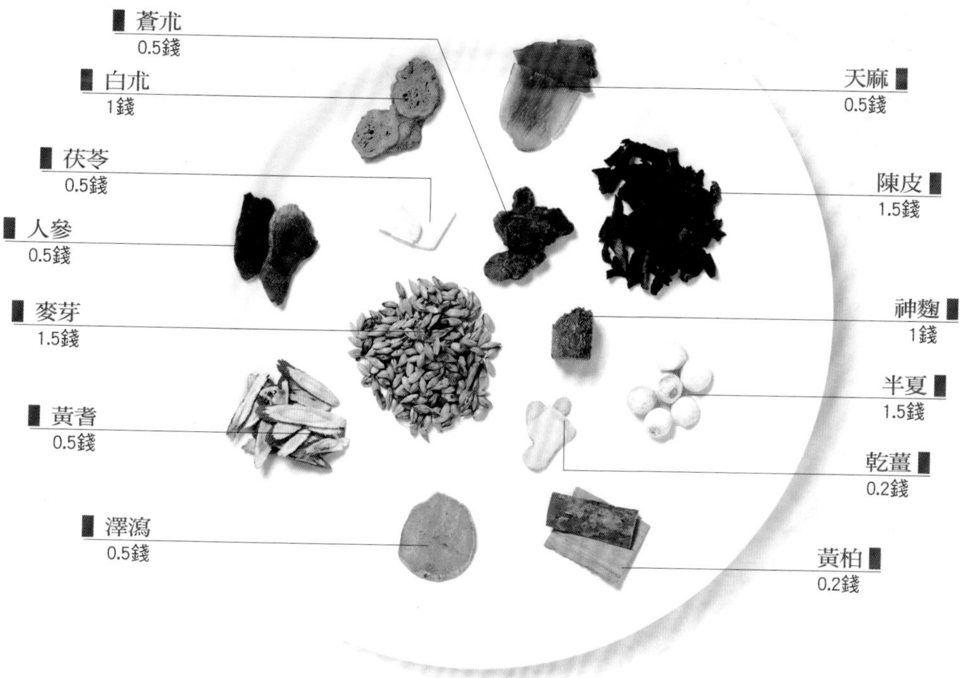

清燥救肺湯

組成

石膏2.5錢、甘草1錢、霜桑葉3錢、人參0.7錢、杏仁0.7錢、胡麻仁1錢、阿膠0.8錢、麥門冬1.2錢、枇杷葉0.7錢。

方劑出處

清・《溫病條辨》

功效

主治頭痛身體發熱，氣逆而喘，咽喉乾燥，鼻子乾燥，胸脅脹滿疼痛，心煩口渴，舌乾無苔，脈搏呈現虛大而數脈。

適用

❶頭痛身熱，乾咳無痰，氣逆而喘者。

❷煙抽太多而頭不適者。

❸吸太多二手煙而頭不適者。

注意

若舌苔白膩，內有濕熱者，則不適合本方。

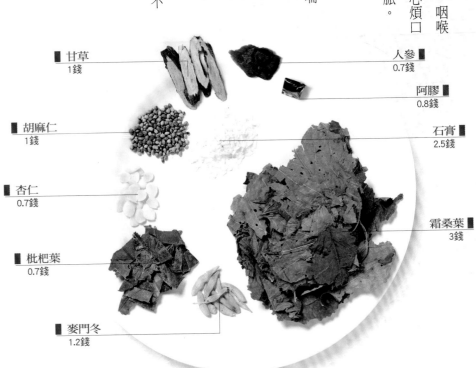

柴胡加龍骨牡蠣湯

組成 大棗2個、柴胡4錢、黃芩1.5錢、半夏2錢、人參1.5錢、桂枝1.5錢、生薑1.5錢、龍骨1.5錢、牡蠣1.5錢。

方劑出處 漢朝・《傷寒論》

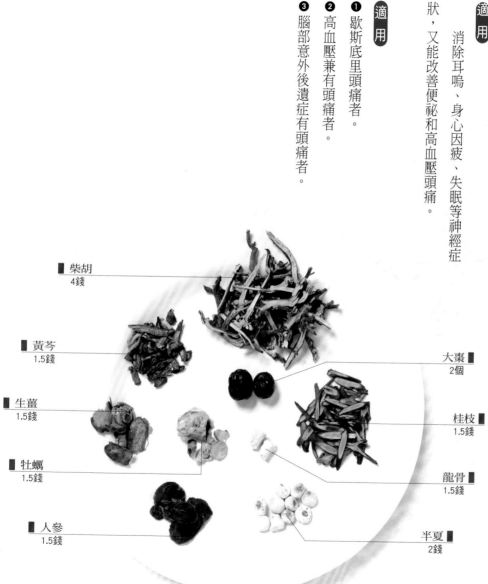

適用

消除耳鳴、身心因疲、失眠等神經症狀，又能改善便祕和高血壓頭痛。

適用

❶ 歇斯底里頭痛者。

❷ 高血壓兼有頭痛者。

❸ 腦部意外後遺症有頭痛者。

益氣聰明湯

組成 黃耆5錢、人參5錢、炙甘草5錢、升麻3錢、葛根3錢、蔓荊子1.5錢、芍藥1錢、黃柏1錢。

方劑出處 金朝．《東垣試效方》

功效

原方用於益氣補腎，養血疏肝，聰耳明目，調治全身營養不良。

適用

前額頭痛，或頭痛兼有耳目方面的疾病者。

注意

若舌頭顏色較紅，脈搏跳動如弦，陰虛陽亢者忌之。

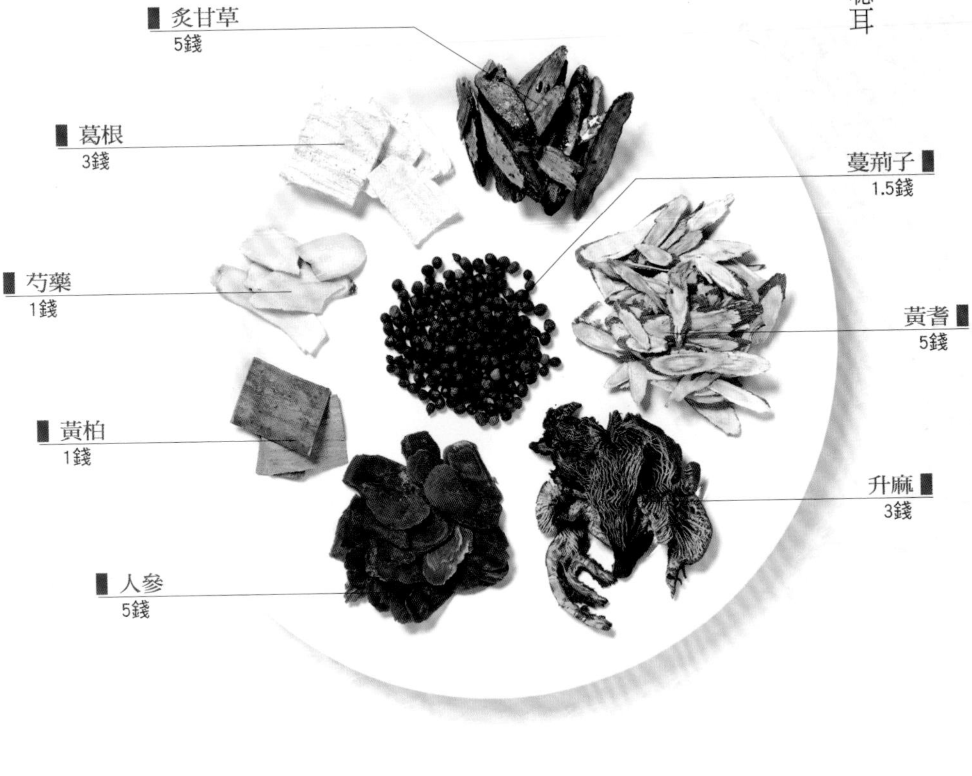

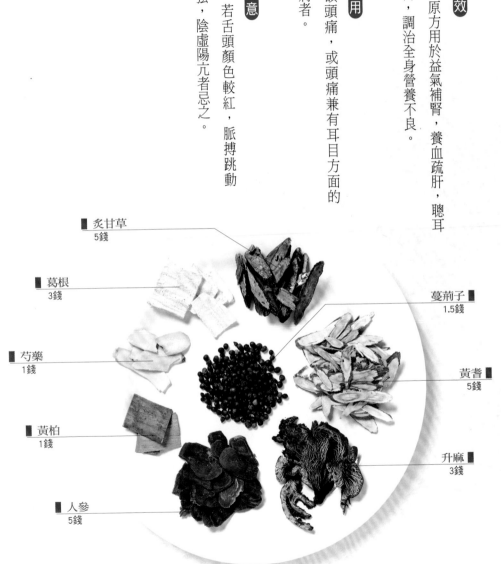

龍膽瀉肝湯

組成 酒拌龍膽草1錢、炒梔子0.5錢、酒炒黃芩0.5錢、酒炒生地0.5錢、柴胡1錢、車前子0.5錢、澤瀉1錢、木通0.5錢、酒拌當歸尾0.5錢、甘草0.5錢。

功效

能瀉肝膽實火，清化濕熱。主治濕熱下注，小便淋濁作痛，陰癢陰痛，婦女帶下；或肝膽實火，頭痛目赤，胸痛口苦，耳聾耳腫，及濕熱黃疸。

適用

適合用於治療體內肝膽實火上擾，目赤口苦、頭痛、脅痛、耳腫者。

注意

此方久服易傷胃氣，凡腹瀉、脾胃虛弱、懷孕或無火氣者忌用。

方劑出處 清朝・《醫方集解》

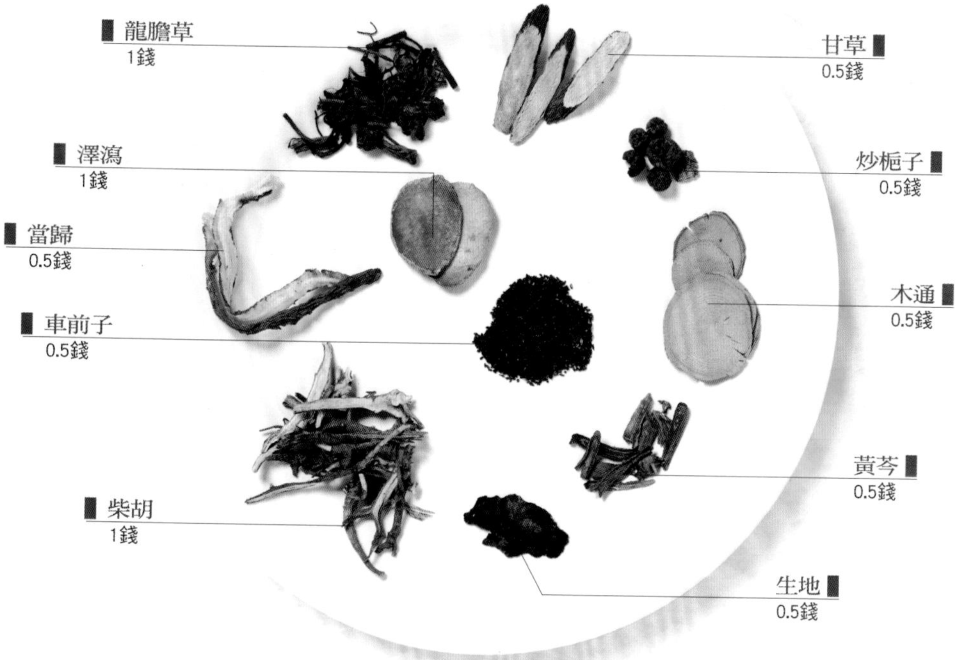

血府逐瘀湯

組成
桃仁4錢、當歸3錢、紅花3錢、生地3錢、牛膝3錢、赤芍藥2錢、枳殼2錢、川芎1.5錢、桔梗1.5錢、柴胡1錢、甘草1錢。

方劑出處
清朝・《醫林改錯》

功效
能活血祛瘀，理氣止痛。主治瘀血凝滯，經閉不行、或行經腹痛、或頭痛胸痛日久不癒、或呃逆日久不止、或內熱煩悶，心悸失眠等症。

適用
❶胸痛、頭痛日久不癒，痛如針刺且有定處者。
❷胸中血瘀、血液循環不順暢者。
❸腦震盪後遺症的頭痛、神經性頭痛、胸部挫傷、冠心病心絞痛引起的頭痛、月經疼痛或閉鎖性的頭痛等。
❹月經疼痛或閉閉鎖性的頭痛等。

注意
孕婦及非確有瘀血者忌之。

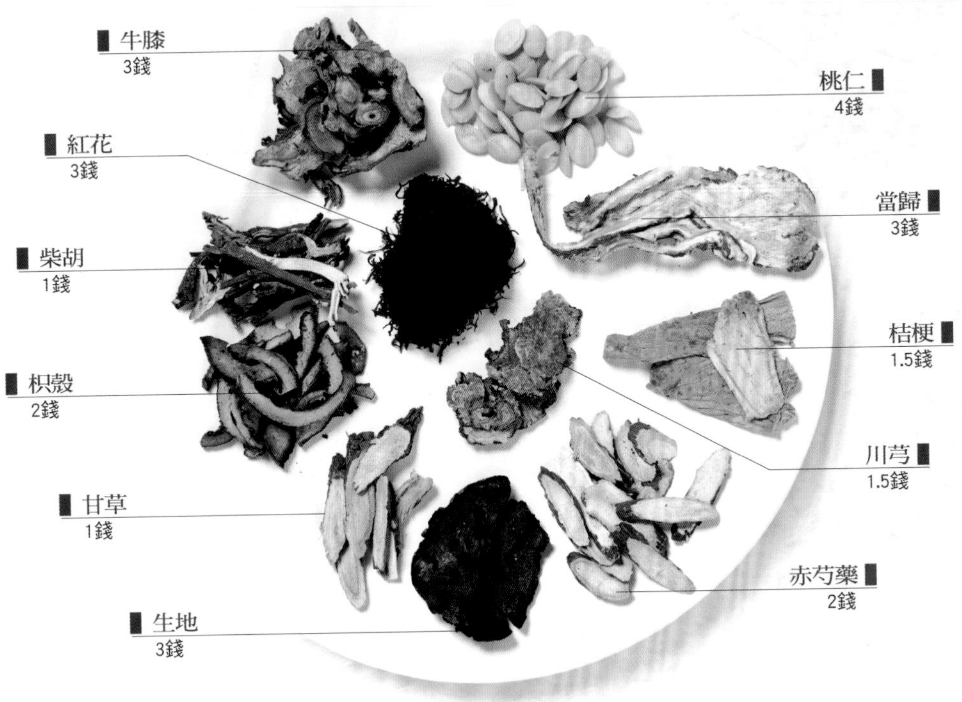

參蘇飲

組成
枳殼2.5錢、桔梗2.5錢、陳皮2.5錢、木香2.5錢、炙甘草2.5錢、人參0.5錢、紫蘇葉0.5錢、葛根0.5錢、前胡0.5錢、半夏0.5錢、茯苓0.5錢、生薑0.5錢、大棗0.5錢。

方劑出處
宋．《和劑局方》

功效
能益氣解表，理氣化痰。主治体虛氣弱，感冒風寒，內有痰濕，惡寒發熱，頭痛鼻塞，咳嗽痰多，胸悶嘔惡等症。

適用
特別適合用於虛弱之人外感風寒，頭痛鼻塞，惡寒發熱，咳嗽痰多，胸膈滿悶。

小字典
益氣解表：治療學術語，又稱補氣解表，是對平日正氣虛弱，而且患外感表證的治法。

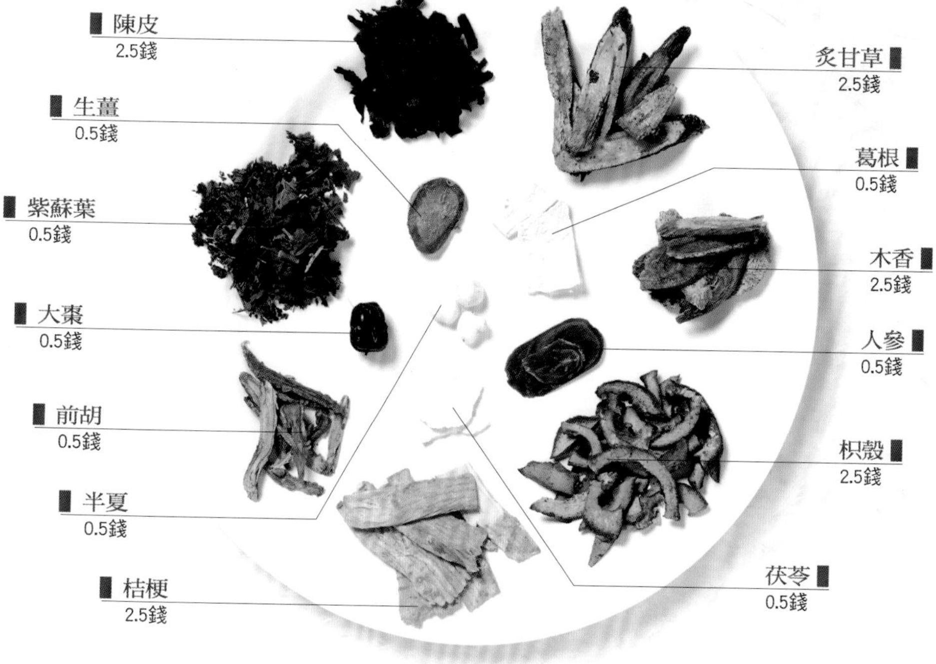

桑菊飲

方劑出處
清・《溫病條辨》

組成
桑葉2.5錢、杏仁2錢、桔梗2錢、蘆根2錢、連翹1.5錢、菊花1錢、薄荷0.8錢、生甘草0.8錢

功效

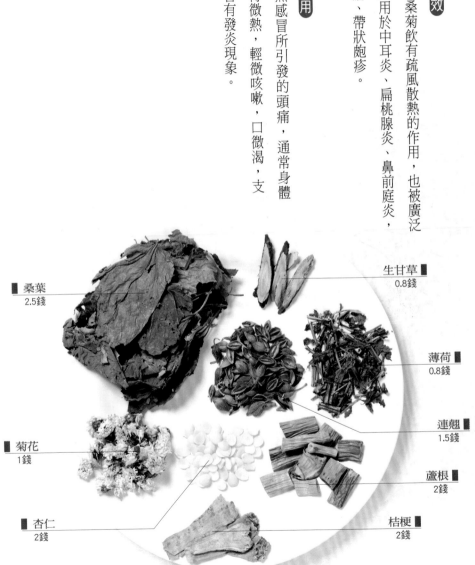

桑菊飲有疏風散熱的作用，也被廣泛的運用於中耳炎、扁桃腺炎、鼻前庭炎，痤瘡、帶狀皰疹。

適用

風熱感冒所引發的頭痛，通常身體覺得微熱，輕微咳嗽，口微渴，支氣管有發炎現象。

川芎茶調散

組成 薄荷4錢、荊芥2錢、川芎2錢、白芷1錢、甘草1錢、羌活1錢、防風0.7錢、細辛0.5錢、茶葉0.5錢。

方劑出處 宋・《和劑局方》

功效

能疏風止痛。主治外感風邪頭痛，偏正頭痛，或巔頂頭痛，惡寒發熱，目眩，鼻塞，舌苔薄白，脈浮。

適用

❶ 風邪感冒頭痛、惡寒發熱、鼻塞、有薄白舌苔、脈浮者。
❷ 偏頭痛、正頭痛或巔頂頭痛。
❸ 神經性頭痛。

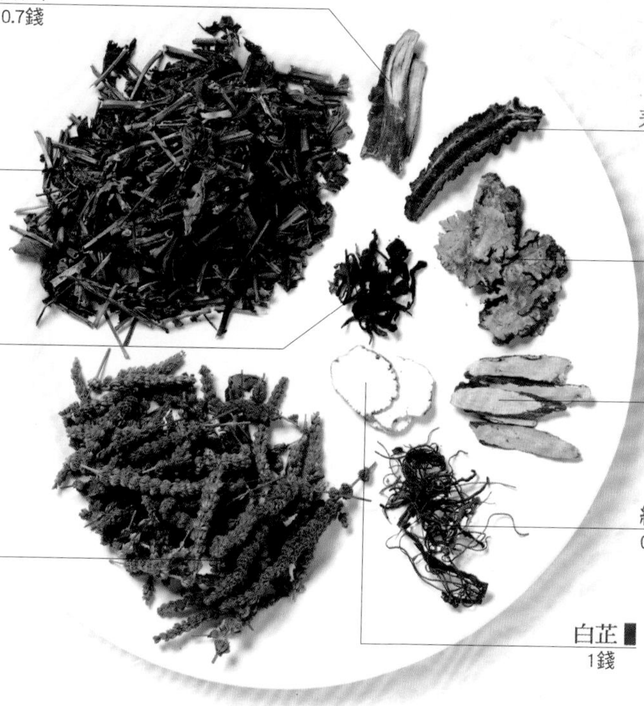

鉤藤散

組成

鉤藤1錢、陳皮1錢、半夏1錢、麥門冬1錢、茯苓1錢、石膏1錢、人參1錢、甘菊花1錢、防風1錢、生薑0.5錢、甘草1錢。

功效

能平肝祛鬱，順氣安神。主治動脈硬化，高血壓，精神官能症，頭痛，眩暈，肩胛痠痛，更年期障礙等症。

適用

❶ 高血壓患者有頭痛、暈眩者。
❷ 精神官能症覺頭痛者，或腦動脈硬化頭痛者。
❸ 更年期障礙頭痛者。

方劑出處 明・《證治準繩》

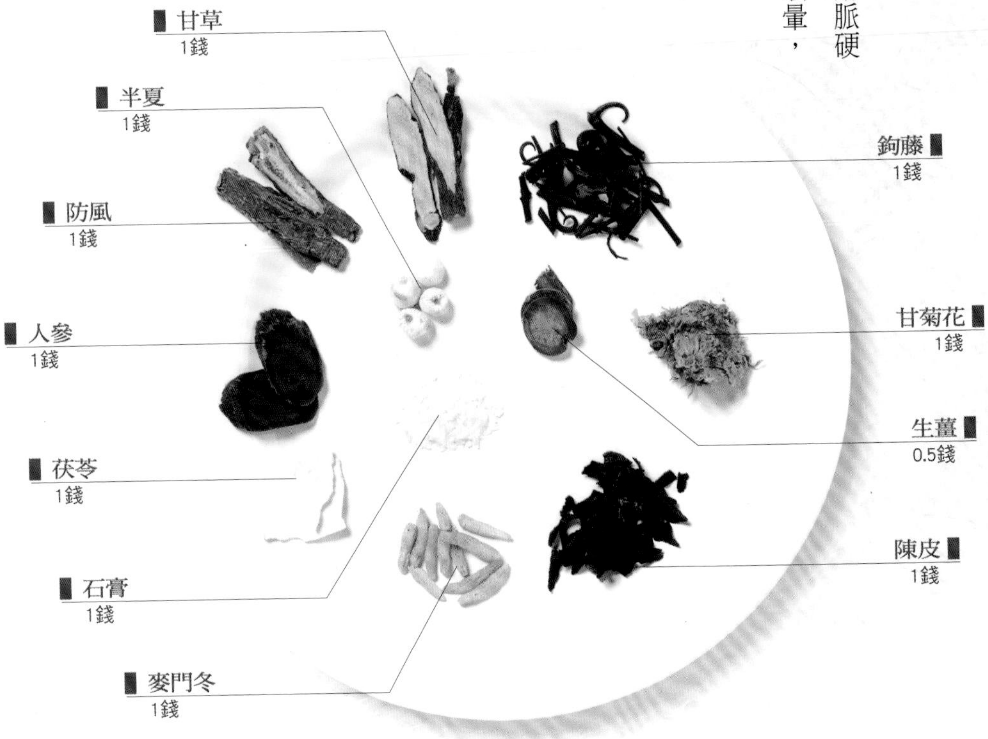

荊防敗毒散

組成

荊芥1.5錢、防風1.5錢、羌活1.5錢、獨活1.5錢、柴胡1.5錢、前胡1.5錢、桔梗1.5錢、枳殼1.5錢、川芎1.5錢、茯苓1.5錢、甘草0.5錢。

方劑出處

明朝・《攝生眾妙方》

功效

能發汗解表，散風祛濕。主治外感風寒濕邪，惡寒發熱，頭痛，肢體痠痛，無汗，鼻塞聲重，咳嗽有痰，胸脘痞滿，舌苔白膩，脈浮數。

適用

適合用於治療外感風寒濕邪等等，而有鬱熱之證，如頭疼身痛，惡寒發熱，咳嗽吐痰，鼻塞咽疼等。

小字典

胸脘痞滿：胸腹脹滿，悶而不痛的感覺。痞：指胸腹有癖塊，屬積聚一類。自覺胸腹有重壓、緊張、閉塞感。

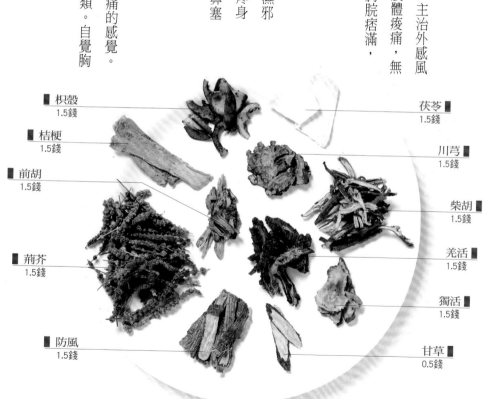

2 六種中草藥飲料

地骨露

本方適合

可幫助改善晚睡、虛火上升、嘴巴破且有頭痛的人。

原理

地骨露，透明如水，只有很淡很淡的甜味，乃是以地骨皮所熬製而成的古早飲料，可在中藥房或青草店買得到。

地骨皮為茄科植物枸杞Lycium chinense Mill. 或寧夏枸杞 L. banbaram L. 的根皮，其性寒，味甘，有清虛熱、涼血作用。

作法與服法

1. 以地骨皮五錢，加水五碗，以小火煮開後，再熬五分鐘當茶喝。
2. 一日三次，每次一杯，空腹服用。

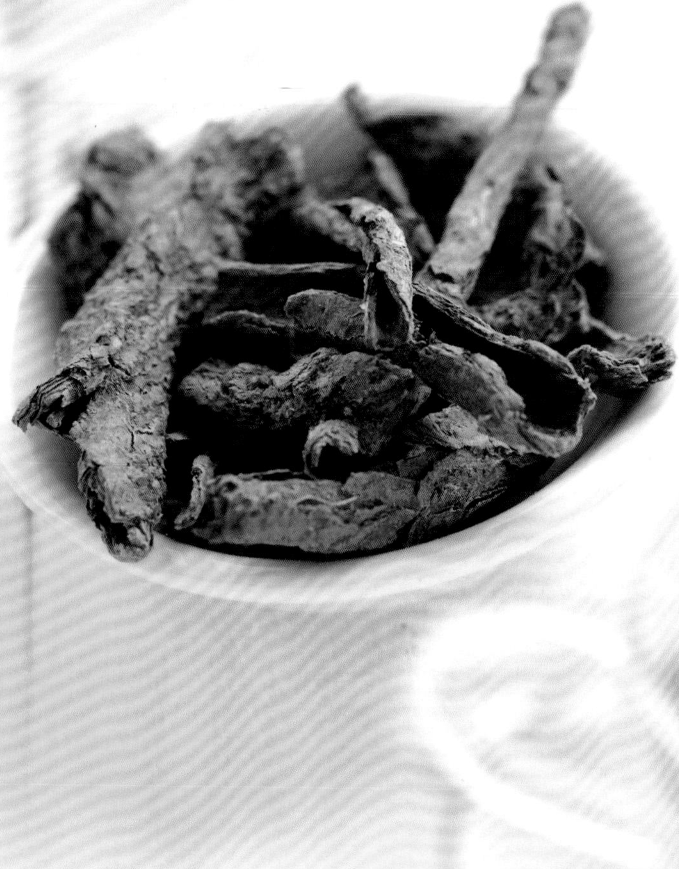

雙豆甘草茶

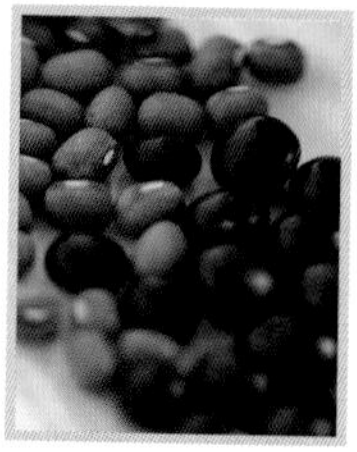

本方適合　體內毒素多且皮膚差者或有頭痛的人。

原理

綠豆，性寒、味甘，能入心、胃兩經，具有清熱消暑、利尿消腫、潤喉止渴及明目降壓的功效，對於高血壓、動脈硬化、皮膚瘡癬、暑熱、腎炎、糖尿病、腸胃炎、咽喉炎及視力減退等，均有一定的療效。

現代營養分析含有：蛋白質、脂肪、碳水化合物、粗纖維、灰分、胡蘿蔔素、鈣、鐵、磷、核黃素、硫胺素、菸鹼酸、抗壞血酸等成分。

「綠豆」加「黑豆」加「甘草」，等於「解百毒湯」。

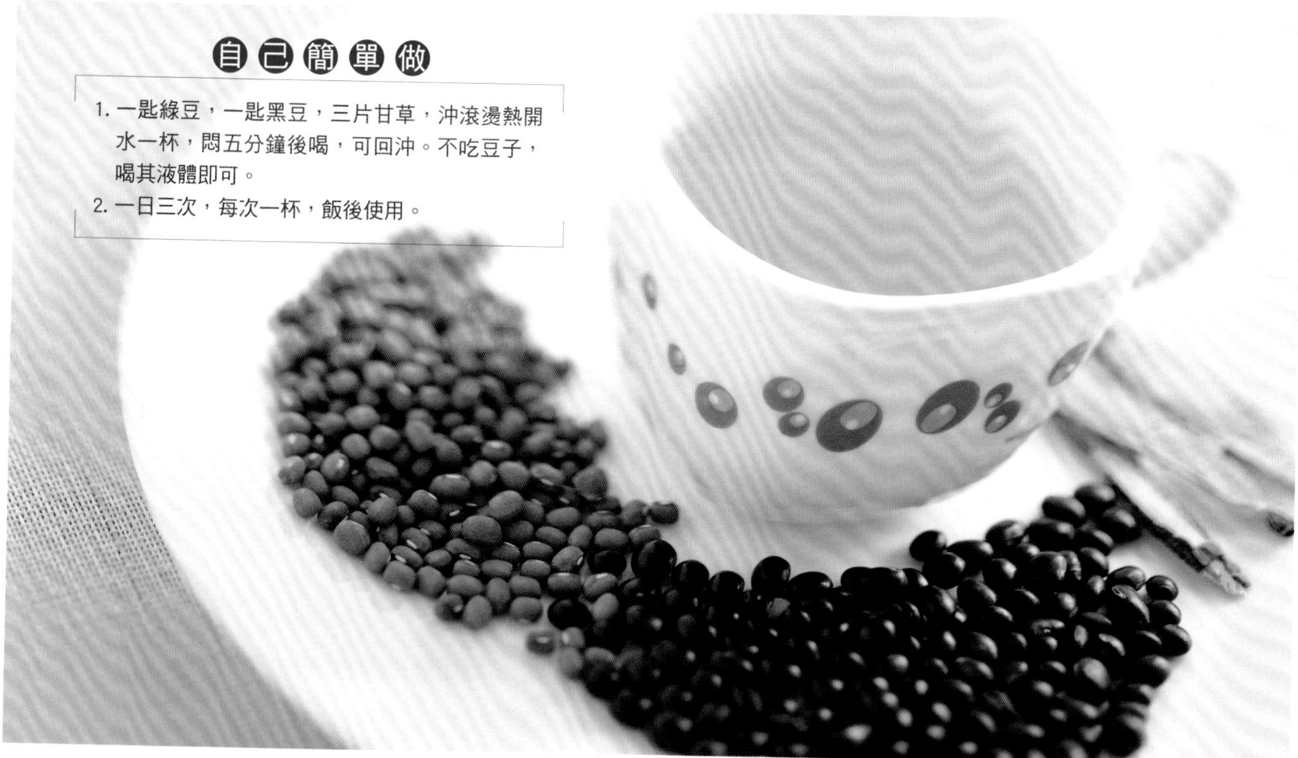

自己簡單做

1. 一匙綠豆，一匙黑豆，三片甘草，沖滾燙熱開水一杯，悶五分鐘後喝，可回沖。不吃豆子，喝其液體即可。
2. 一日三次，每次一杯，飯後使用。

七葉膽茶

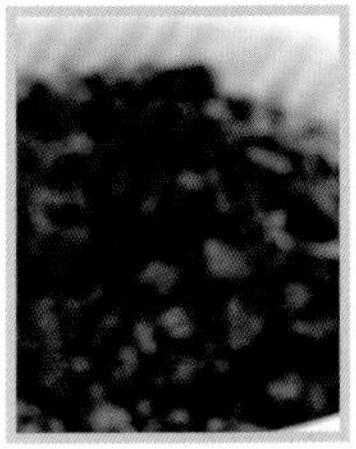

本方適合

(1)可以幫助改善三高（血脂、血糖、血壓）且有頭痛的人。

(2)可幫助改善肝疲勞且頭痛之人。

作法與服法

1. 以乾燥的七葉膽茶葉一大匙，放進一大杯熱開水中，稍稍等幾分鐘，就可拿來飲用。
2. 因為它不含咖啡因及茶鹼等刺激成分，晚上喝不會造成睡不好的問題，可疏解壓力與情緒緊張所引起的頭痛。由於七葉膽茶放涼後會帶有草味，所以建議趁熱喝。

原理

《本草綱目》中記載，七葉膽能涼血降火、生津止渴，授乳期或體寒之婦女不宜飲用。七葉膽茶又名「五葉參」，學名「絞股藍」Gynostemma pentaphyllum (Thunb.) Makino為瓜科多年生草本，能清熱、解毒、生津、安神。日本學者發現它含有多種皂苷成分，甚至於含量比人參粉還高，所以有「南方人參」之美譽。

近年來中國大陸針對七葉膽的藥理研究，發現七葉膽有提升白血球數量，以及保護肝臟等功效，而對於抗氧化、抗發炎、降血脂、保肝及增強免疫功能等作用，已得到藥理及臨床研究的證實。對高血壓、高血脂、高血糖或高膽固醇患者，應有相當的幫助。

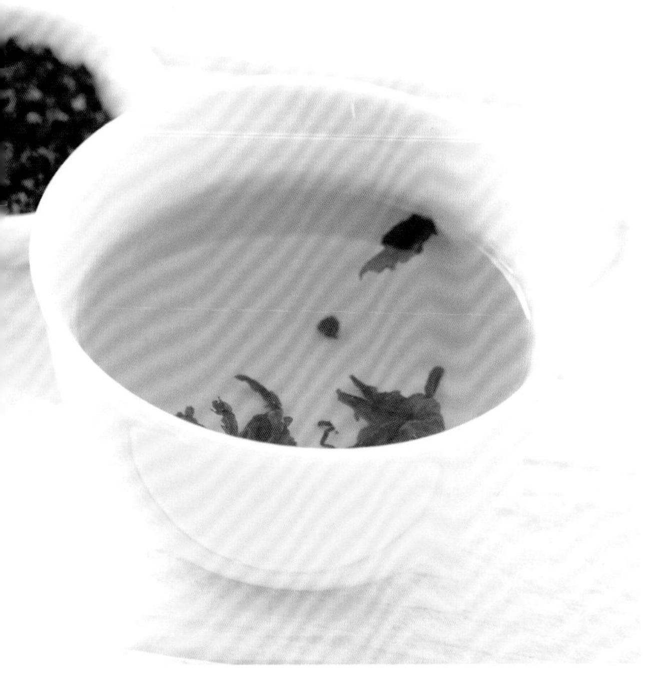

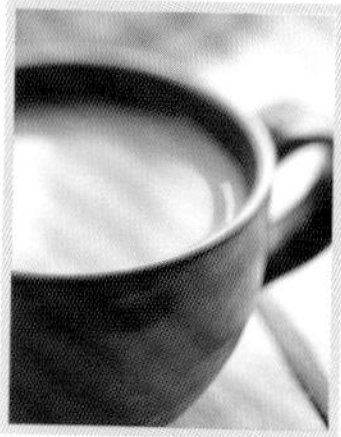

薏仁漿

本方適合 可幫助改善頭部沉重如戴鋼盔的人。

原理

在早餐店都可以買到熱的薏仁漿，溫溫的喝，整個肚子馬上都覺得舒服起來，事實上頭部沉重如戴鋼盔的人（身體體內濕重），就可以常喝薏仁漿，因為它能「除濕、利尿與抗癌」，使體內的濕重隨著尿液排出去，自然而然頭就輕鬆了。而且薏仁還有頗佳的美膚作用，只要長期吃它，皮膚都會變漂亮起來。

薏苡仁，為禾本科植物薏苡Coix lachrymal-jobi L. var. ma-yuen (Roman.) Stapf的種仁。其性涼，味甘淡，能健脾補肺，滲濕排膿。

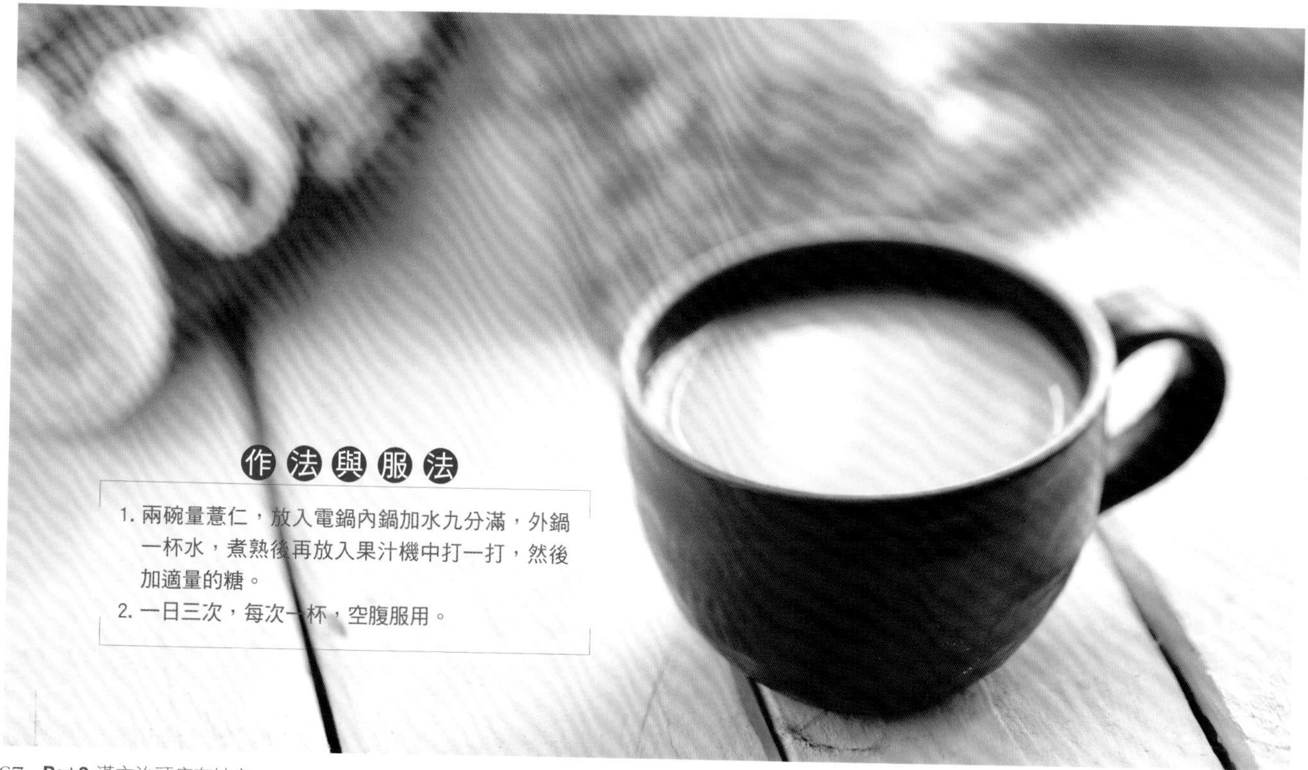

作法與服法

1. 兩碗量薏仁，放入電鍋內鍋加水九分滿，外鍋一杯水，煮熟後再放入果汁機中打一打，然後加適量的糖。
2. 一日三次，每次一杯，空腹服用。

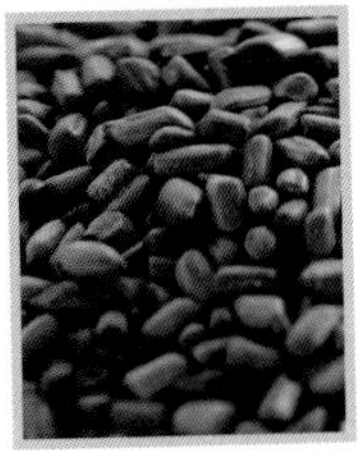

決明子茶

本方適合 肝疲勞、頭痛和目累的人。

原理

決明子，乃豆科植物小決明Cassia tora L.或決明C. obtusifolia的種子，其性涼，味甘苦，能清肝、明目、利水、通便。主治頭風頭痛，青盲內障，風熱眼赤，羞明流淚，大便燥結等症。

在中藥房、超市或傳統市場均可買到決明子，通常分為生的或炒過的，炒過的泡起來比較香，也不會那麼涼，生的一用多會造成輕瀉作用。目前也有做成茶包，方便沖泡及隨身攜帶。

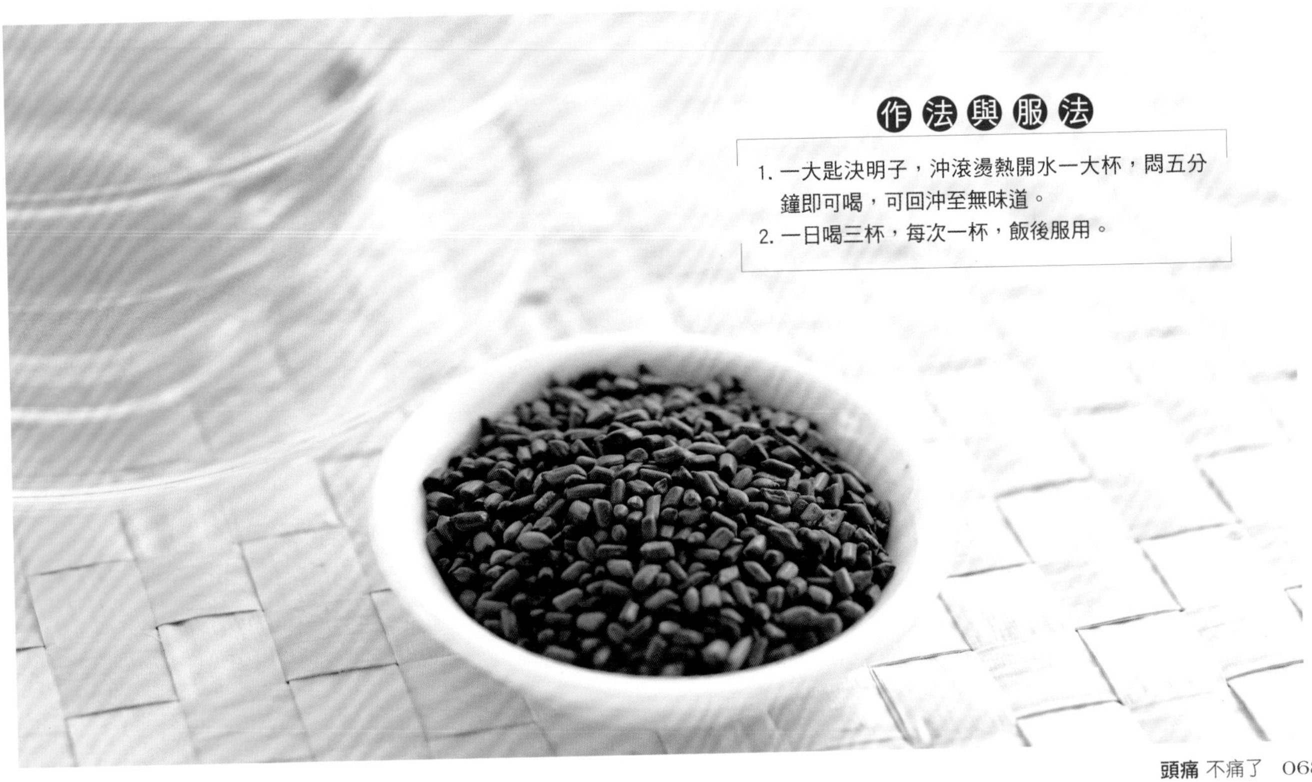

作法與服法

1. 一大匙決明子，沖滾燙熱開水一大杯，悶五分鐘即可喝，可回沖至無味道。
2. 一日喝三杯，每次一杯，飯後服用。

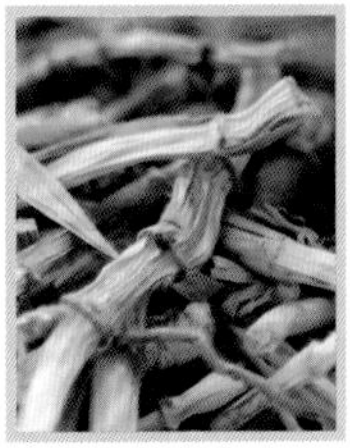

白茅根茶

本方適合

(1)可幫助改善身體煩熱或且有頭痛的人。
(2)可幫助改善攝護腺肥大且有頭痛的人。
(3)可幫助改善胃腸潰瘍且有頭痛的人。

❁原理

白茅根，性寒，味甘，為禾本科植物白茅Imperata cylindrical (L.) P.Beauv.var. major (Nees) C.E.Hubb.的根莖，有涼血、止血、清熱、利尿作用。

可至青草店購買已煮好的直接喝，或取一大把白茅根洗淨，煮沸當茶飲。白茅根雖寒，但有補氣作用，即使體弱之人上火亦可喝。

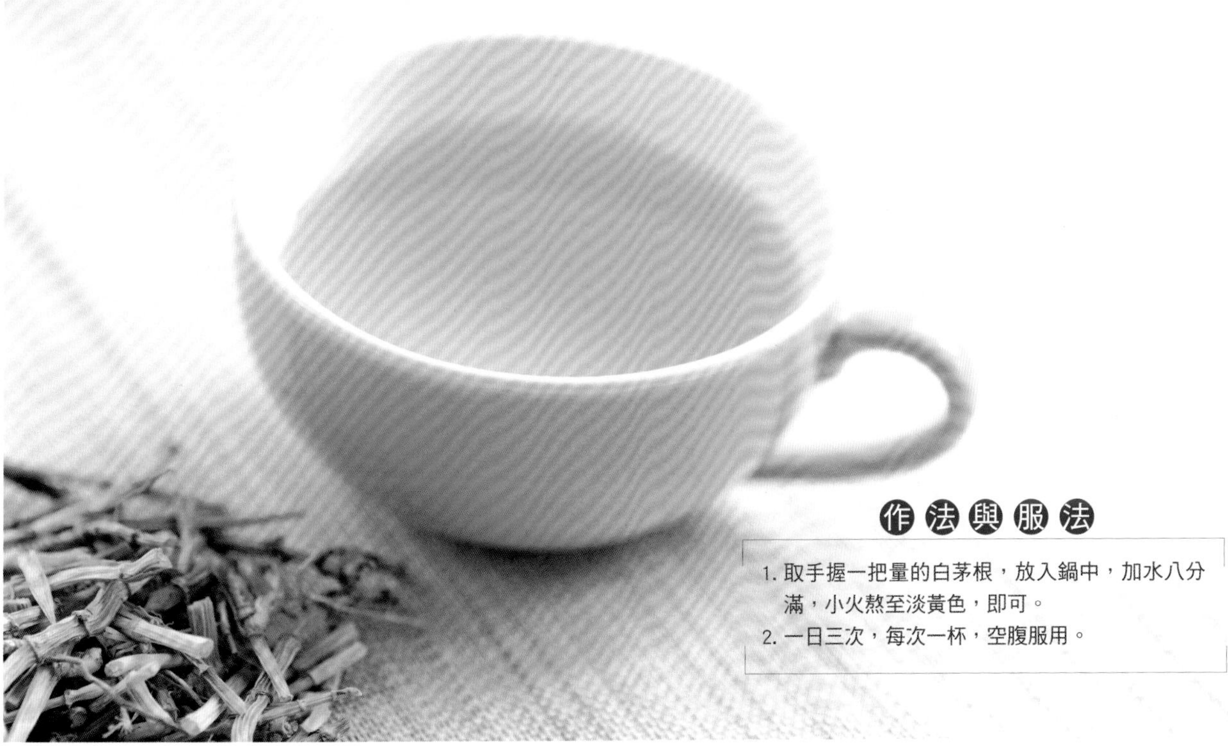

作法與服法

1. 取手握一把量的白茅根，放入鍋中，加水八分滿，小火熬至淡黃色，即可。
2. 一日三次，每次一杯，空腹服用。

PART 4

簡單食材變良藥

頭痛不僅發作率高，診斷困難，治療也很棘手。
飲食營養治療的目的是預防和減輕發作，
而且其營養能對腦功能起保護作用，
所以食療法既簡便又實惠，可謂一舉兩得。
偶爾陪太太去菜市場買菜，發現裡頭應有盡有，
事實上，這些食材都可以拿來治病，
非常適合忙碌的上班族或家庭主婦拿來運用。
每道處方都不困難，甚至可說超簡單，
快試試食療妙方，讓自己趕快好起來，
有效治頭疼又不傷身體喔！

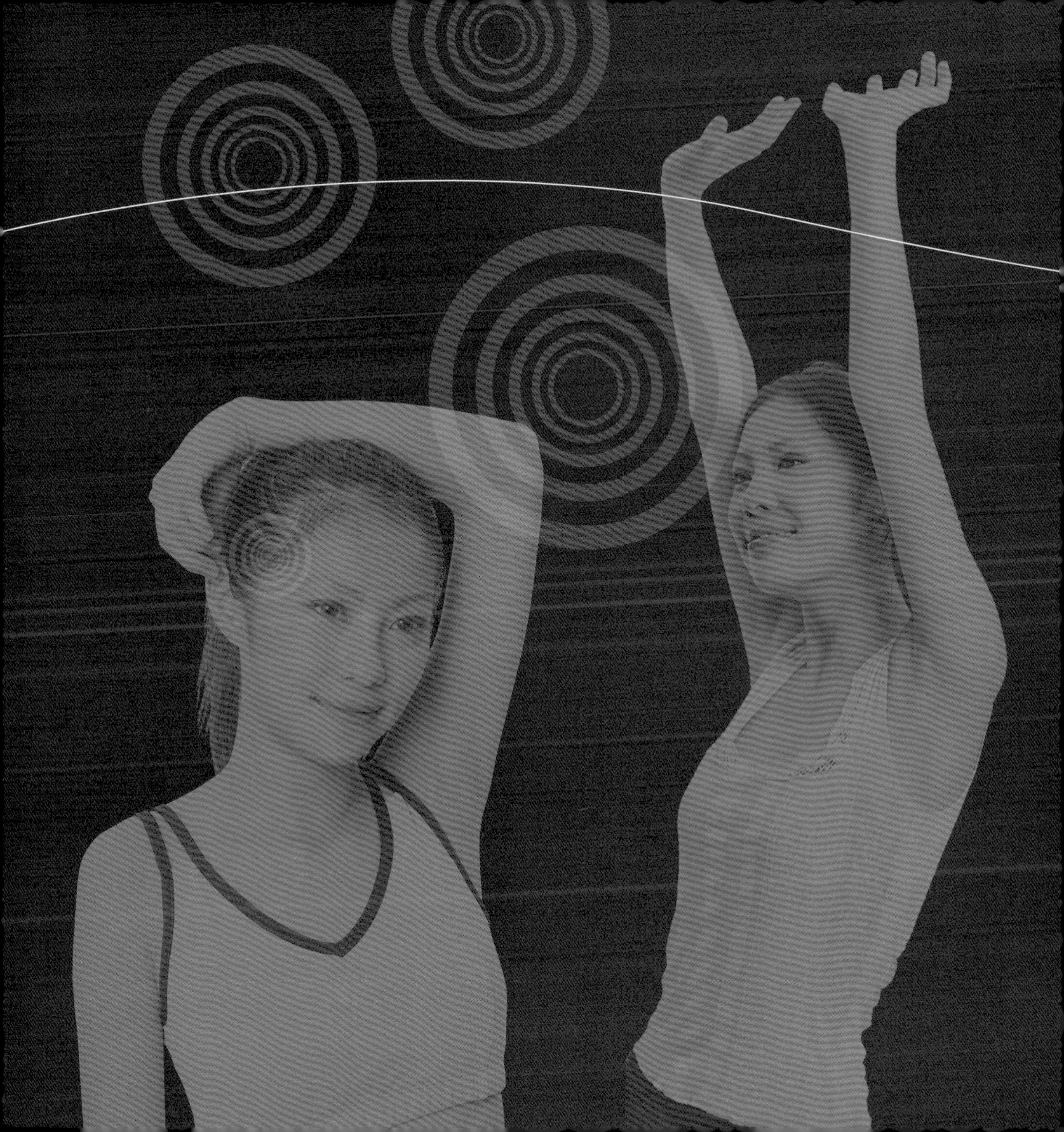

1 頭痛忌吃什麼？

過敏或食物敏感，也會導致嚴重頭痛。它們會讓身體釋放組織胺，及其他引起頭部血管收縮的物質，因此就會頭痛。所有頭痛類別中，食物相關的頭痛，可能是最糟糕的，因為除非食物完全排出體外，或免疫系統平靜下來，頭痛才會消失，這可能需要花幾天的功夫。

避免食物中的過敏因子

有資料顯示，進食某些富含酪氨酸的食物、酒類和高脂肪食物，易誘發偏頭痛。另外，飲食中攝入鎂不足，造成體內缺鎂，可引起神經細胞功能障礙，也會誘發頭痛。

因此頭痛患者在日常飲食中，要注意多攝取含鎂豐富的食物，如蜂蜜、豆類、海參、比目魚等。

鹽也是一種致頭痛的因素，長期攝入過多的鹽，會使腦血管對某些食物高度敏感，誘發偏頭痛。按世界衛生組織建議，每人每日進食食鹽應少於五克。中國人的飲食方式與西方人差異較大，中餐在製作時，大多要放些鹽，因此鹽的攝取量均大大超過上述標準。因此偏頭痛患者要特別注意鹽的攝取量，少吃醃製品，以免誘發症狀，引起頭痛。

各種不同頭痛應遠離的食物

❶更年期頭痛少吃炸物、烤物

更年期且會常常頭痛的人，建議要少吃炸物、烤物、薯條或餅乾類，因為這時期荷爾蒙多半不足，容易發熱、睡不好、腰痠背痛及頭痛，倘若一直吃這些乾巴巴的東西，會使頭痛更頻繁。

❷感冒頭痛少吃牛奶與麵食

常常感冒頭痛的人，建議少吃牛奶與麵食，因為這兩種食物雖然很營養，但比米類或豆漿更容易「生痰」，使呼吸道變得較狹窄；並且要少喝冰飲料，因為它們會使免疫力變差。

❸偏頭痛者，建議少吃巧克力

偏頭痛者，建議少吃巧克力、乾酪、披薩、柑橘類水果、口服避孕丸、紅酒等物品。

❹高血脂頭痛少吃肉、內臟類

高脂血症或膽固醇過高而常頭痛者，建議要先少吃豬肉、火鍋、肉湯、炒花生、內臟、烈酒等食物。

❺吹風頭痛者少吃冰冷寒涼食物

風一吹就頭痛者，建議要少吃冰冷寒涼食物，如甜瓜、汽水、可樂、冰水、哈蜜瓜、西瓜、螃蟹、葡萄柚、椰子汁等。

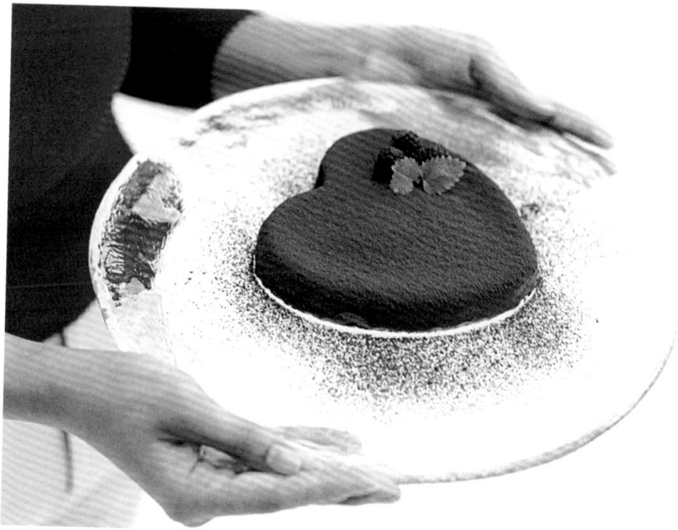

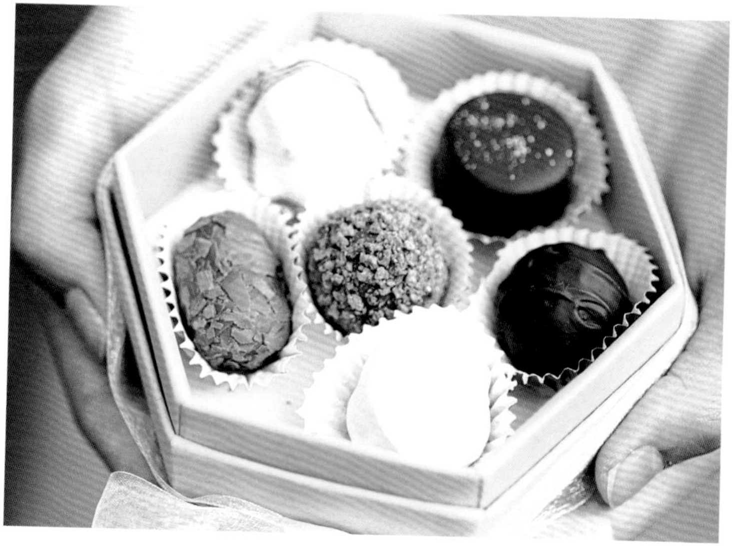

2 市場食療妙方

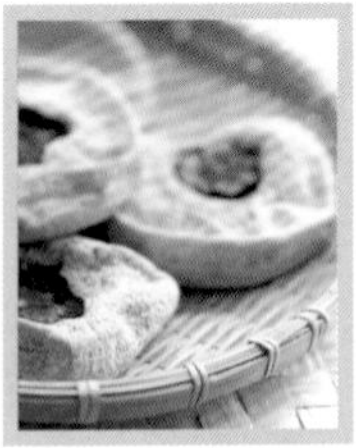

柿餅

本方適合

(1)可幫助改善因乾咳引起的頭痛。

(2)或因為時常便祕引起的頭痛。

原理

柿子含有氫基丙氨酸，能提高肝臟對酒精的解毒作用，因此柿子對防治宿醉頭痛頗有用。柿子，學名：Diospyros kaki L.F，柿餅則為半濕果乾，含水量約百分之五十，可幫助消化、健骨、整腸、預防且改善便祕。

《本草備要》記載：柿乾，其性濇平，味甘，為脾肺血分之藥，能健脾澀腸，潤肺寧嗽，而消宿血，常用於治療肺痿熱咳、咯血反胃、便祕、腸風痔漏。

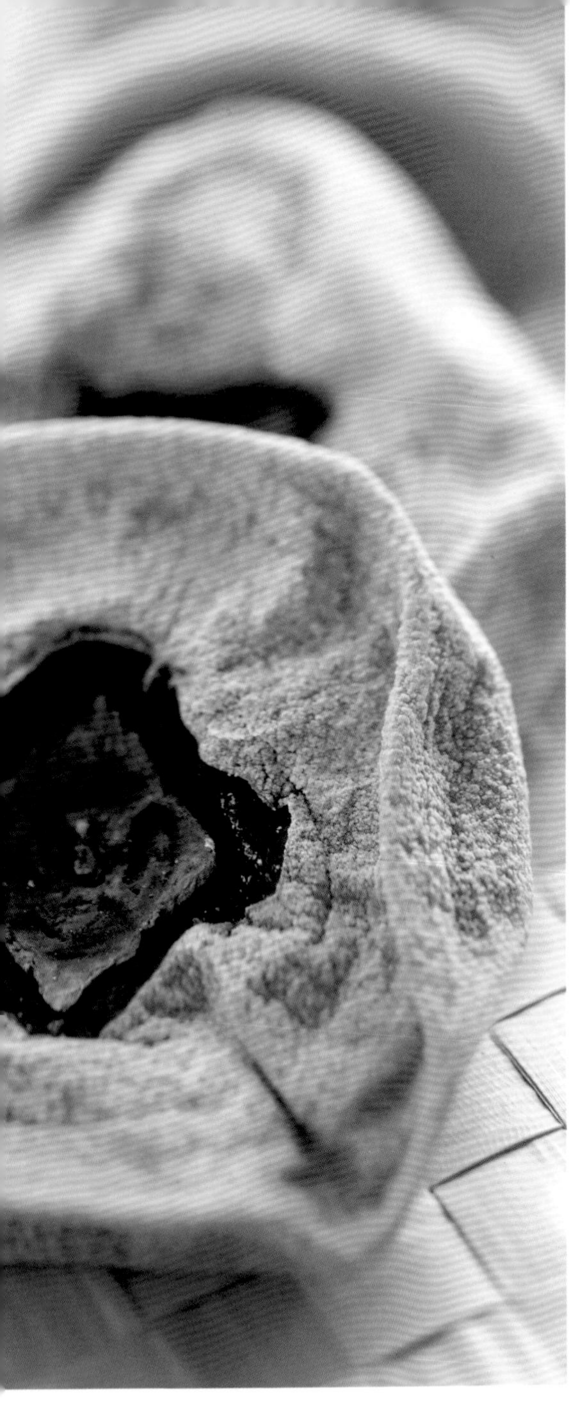

金桔檸檬汁

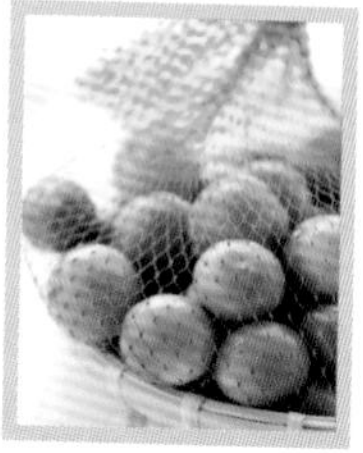

本方適合

因為受寒感冒、咳嗽氣逆所引起的頭部不舒服。

原理

金桔，其性辛溫，味甘，能開胃消食、散寒化痰、理氣解鬱、止渴解酒。金桔含豐富金桔甙，能增強毛細血管彈性，防治腦血管疾病、頭痛。

實例

哈波小姐，四十五歲，外商主管太太，常生悶氣也常偏頭痛，身上長滿小斑點，雙腳大趾的指甲成灰白且變形，擠壓時會疼痛不堪。

中醫名著《黃帝內經》曰：「肝其華在爪」、「肝主五色」，這個爪就是指甲的意思，古人觀察發現當肝膽功能健全時，其榮華會顯現在指甲上，而肝解毒功能差時，皮膚的顏色就會出狀況。換句話說，由於哈波女士長期擔憂生悶氣而影響了肝膽，致使皮膚和腳趾甲出了大問題。

於是我建議她每天吃大量的綠色蔬菜、奇異果、青蘋果、檸檬汁等等，這些食物能幫助肝臟，玫瑰花茶可清血、開鬱、養顏美容；頭就不痛了，一個月後腳趾甲不再擠壓作痛，顏色也在轉變中。

自己簡單做

金桔三、四個，檸檬一個， 洗淨，切成對半，以壓榨器榨汁，加五百CC冷的白開水，及適量的冰糖或赤砂糖，攪拌均勻即可。

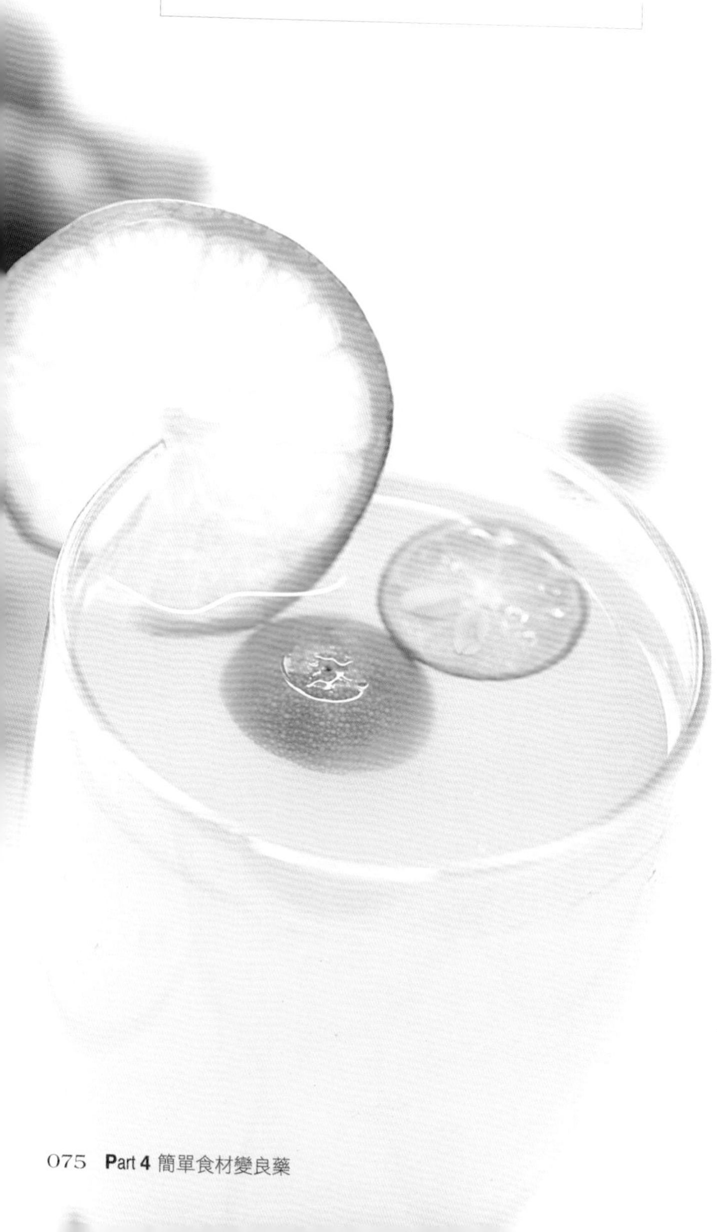

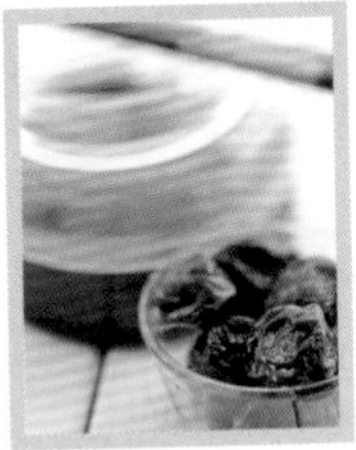

酸梅

本方適合

(1)可幫助改善因頭部僵硬所引起的頭痛。

(2)過度疲勞引起的頭痛。

(3)喉嚨發炎所引起的頭痛。

原理

紫蘇梅可消除因感冒所引起的頭痛；茶梅可幫助舒緩因過飽或脹氣所引發的頭痛。所有梅子對頸部僵硬、喉嚨痛所引起的頭痛，都有緩解作用。

酸梅為薔薇科植物梅（*Prunus mume* Sieb）Sieb. et Zucc.的果實，生津止渴，含有豐富的有機酸、鈣和鐵，是鹼性食物，可助人體平衡酸鹼值，能活化肝臟機能。梅粉可撒在水果上，一則減少水果的涼性，一則助消化、增美味。

《本草備要》曰：「烏梅性味酸澀而溫，脾肺血分之果，功能斂肺、澀腸、涌痰消腫、清熱解毒、生津止渴及醒酒殺蟲。主治久咳、瀉痢、瘴瘧、霍亂、吐逆反胃、勞熱骨蒸、安蚘厥、去黑痣、蝕惡肉。惟多食損齒傷筋。」

實例

羅伊先生，四十二歲，外商總經理，經常飛到大陸及台灣各分公司開會，一開就是數個小時，用腦及講話多，所謂耗氣傷神久了就常喉嚨痛、右側頭痛，脾氣一上身，屬下就遭殃，被罵個不停。後來，他也覺得這樣不對，可是就是改不過來。

我建議他在開會前，到便利商店先買罐「酸梅湯」小口慢慢嚥下去，可滋潤喉嚨、殺菌消腫和消除肝疲勞。一邊開會時，可適時找機會按壓「太陽穴」及「印堂穴」，馬上能減輕腦部的壓力與煩悶，結果喉嚨痛、右側頭痛都不再犯了。

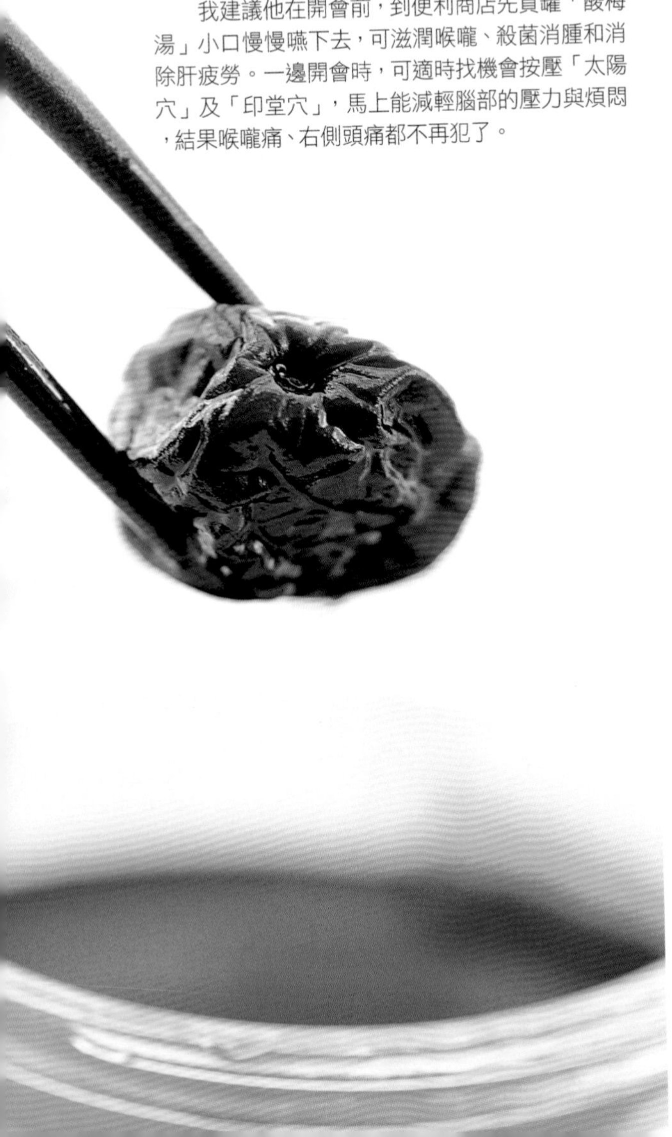

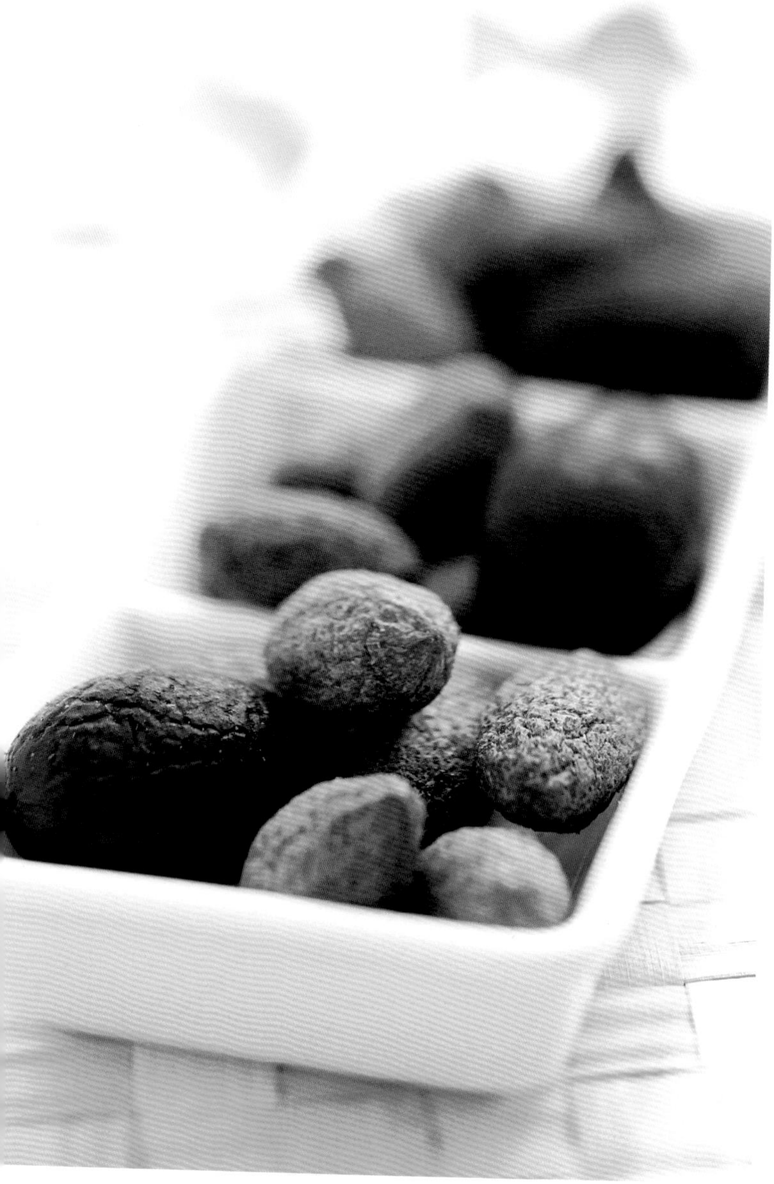

橄欖

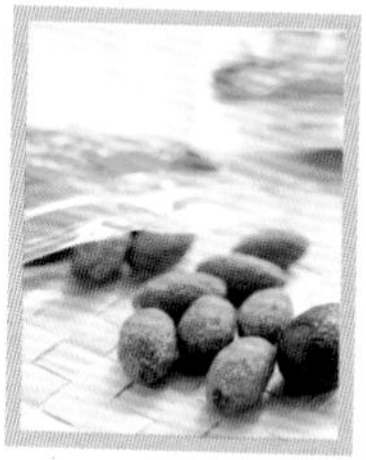

本方適合 可改善因吃太飽、脹氣所引起的頭痛。

原理

橄欖，學名Canarium album (Lour.) Racusch.，為橄欖科植物Burseraceae橄欖樹的果實，味酸甘微澀，性溫，入肺、胃經能止渴生津，清熱解毒、利咽喉、化痰，常用於咽喉腫痛、痰涎壅盛、癲癇、煩悶、脹氣等症，能解河豚、魚鱉、酒毒，及喉嚨卡到魚骨頭。

橄欖含蛋白質、脂肪、碳水化合物、菸鹼酸、香樹脂醇、鞣酸、維生素A、B_1、B_2、C、E、鈣、鐵、鎂、錳、鉀、鈉、銅、鋅、硒及揮發油等營養。在傳統市場裡，黃橄欖較能助消化開胃口，黑橄欖較能化痰止咳，紅橄欖則是辣的居多，過癮而已。

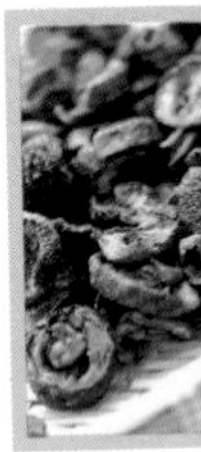

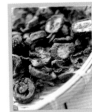

山楂茶、山楂凍、山楂乾

本方適合 頭痛且有心血管疾病的人。

原理

山楂，其性微溫，味酸、甘，能消食、化積、散瘀。它含豐富的三帖類與黃酮類，能加強及調節心肌，增進心室心房運動振幅與冠心血流量，並幫助消化動物性脂肪，降低血清膽固醇和血壓，可以說是現代人最佳保養品。

自己簡單做

至中藥房購買山楂三錢，加水六碗，以小火煮開，再煮滾一下，加適量的黑糖或赤砂糖即可。

實例

荷根小姐，五十多歲，是個舞蹈家，經常為了編新的舞曲而苦思整夜，久而久之肝火上升、胃脹氣、頸緊、前額頭痛、大便不成形，痔瘡等什麼毛病都來。

我勸她不要熬夜編舞，早睡早起頭腦清明會更有靈感，並建議她找中醫師中藥房配「平胃散」來服用，並購買山楂乾、金桔乾、陳皮梅等來助消化去脹氣，因為胃中濁氣上衝，必定會造成前額頭痛，只要生活作息正常，腹脹氣消了，自然就不會頭痛了。

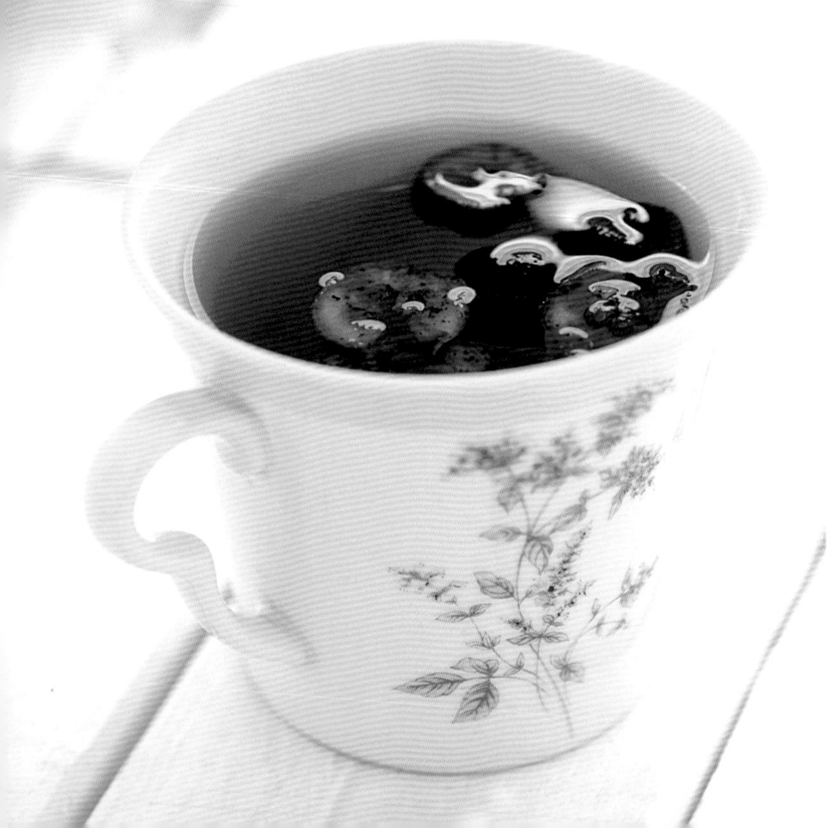

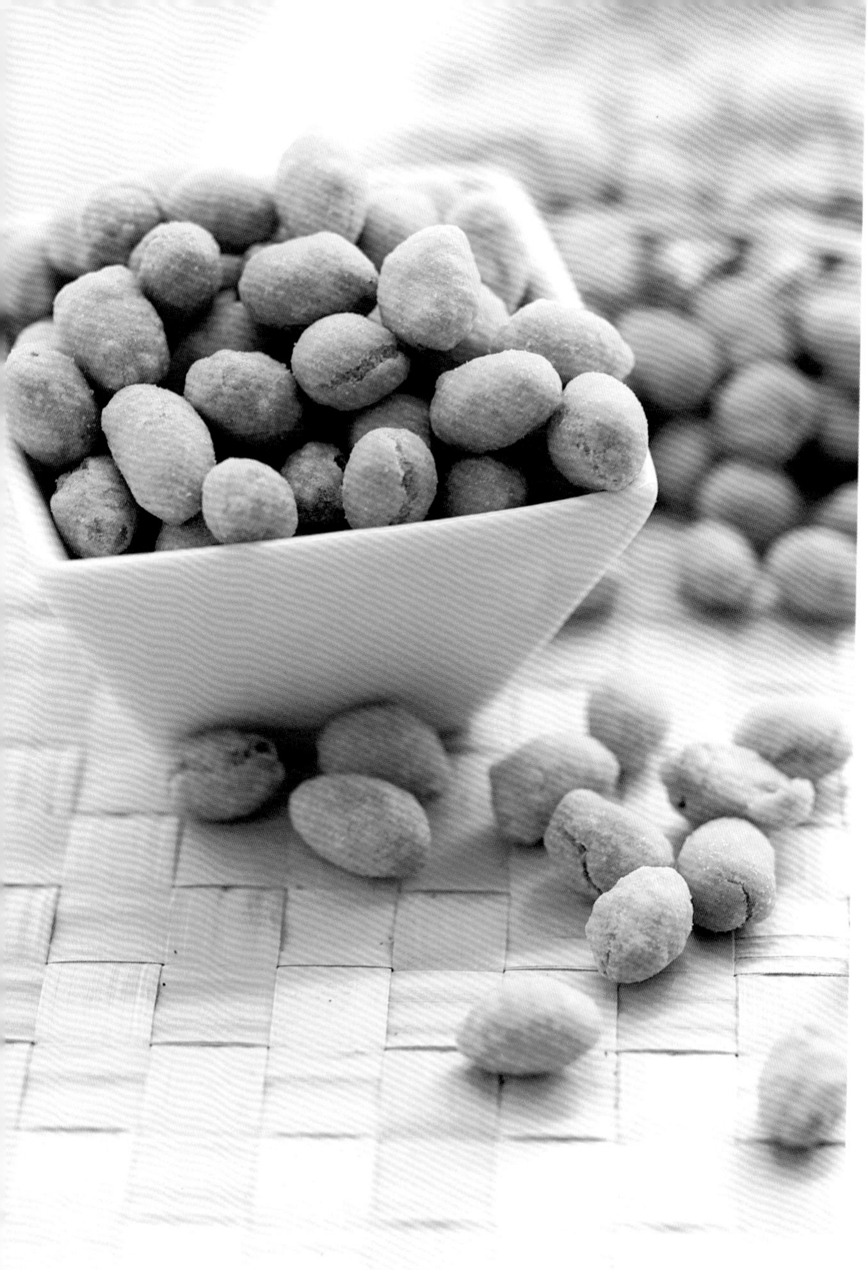

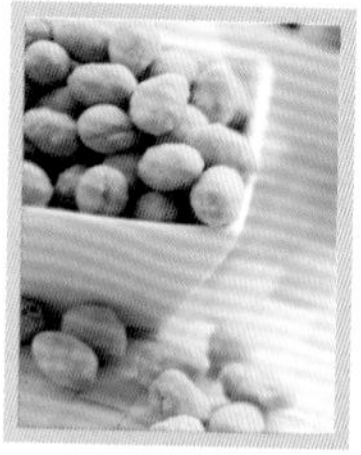

芥末花生

本方適合 改善鼻塞頭痛。

原理

山葵，俗稱「哇沙米」，屬十字花科，喜陰性多年生草本植物，學名Wasabia japonica，其性熱，味辛，含蛋白質、脂肪、水分、碳水化合物、鈣、磷、鐵等營養，有通竅、殺菌、利尿、發汗和增加食慾的功效。

市場中的乾貨攤，常會有各式各樣的花生，有生花生、炒花生、黑色花生、綠色花生等，其中的綠花生就是裹著芥末粉的花生，吃下口很衝，一下子就讓您的鼻子辣個過癮，特別適合鼻塞頭痛的人食用。

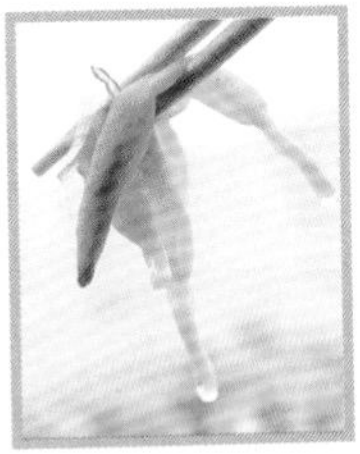

金針湯

本方適合 改善因為煩悶壓抑所引起的頭痛。

原理

萱草，俗稱為忘憂草、黃花菜、金針，其性平，無毒。味甘，主安五臟，利心志，令心好歡樂無憂，有輕身，明目，具有止血、清熱消炎及解鬱的功效，含豐富的胡蘿蔔素、硫胺素、尼克酸、鈣、磷、鐵等。

目前市面上流行吃新鮮的金針，但要注意新鮮金針葉裡「秋水仙鹼」含量較多，假如一次吃太大量，食後半小時容易引起噁心、嘔吐或腹疼等等中毒的現象。

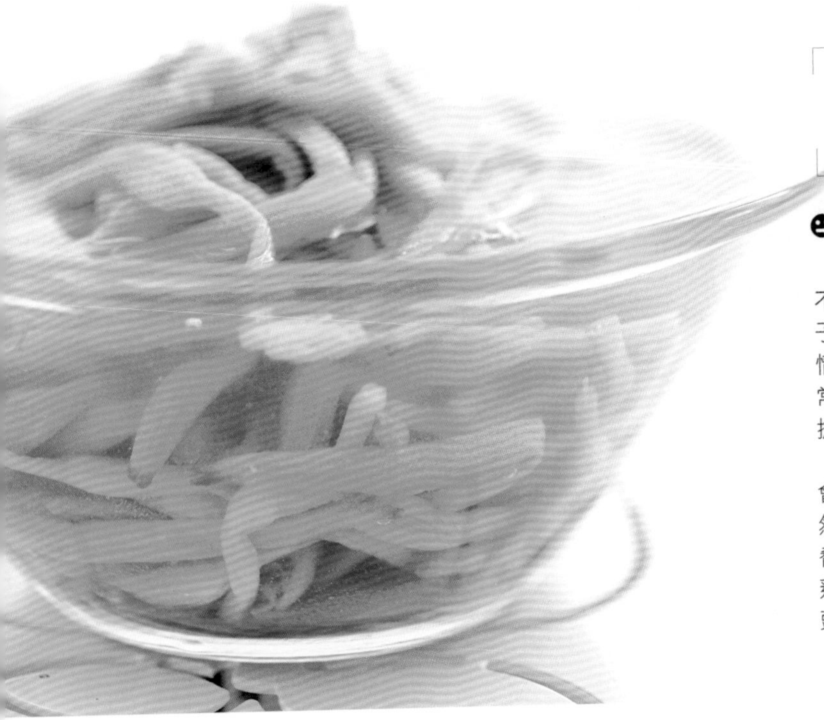

自己簡單做

乾的金針，1碗的量先泡一下水，將水煮開後，放入金針，煮滾二至三分鐘，加些蔥花及鹽巴即可食用。

實例

凱倫小姐，四十八歲，學校教師，才失去丈夫不到三個月，生活頓失重心，且須獨自扶養兩個幼子，一直想不開，頻頻自問為什麼是我發生這種事情，由於心理不舒坦，活得非常辛苦、輾轉難眠，常頭痛、頸項緊、腰痠、手麻、吃不下，每天就是擔心未來該怎麼辦？孩子還這麼小。

我建議她不妨多看喜劇片或幽默文選，因大笑會使全身上下包括內臟都運動到，使人開朗樂觀。然後常按壓腳尖，減輕頭部壓力；按摩乳房下緣的脅肋區，可舒暢鬱悶；並多吃能令人歡喜與忘憂的蓮藕湯、金針湯和百合銀耳湯。如此，二星期後，頭痛與失眠都消失了。

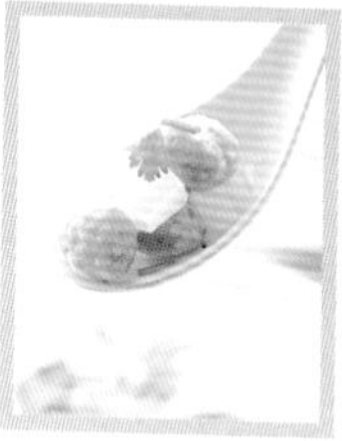

香菜蘿蔔丸子湯

本方適合

(1)宿醉頭痛。
(2)鼻竅不通引起的頭痛。

原理

香菜的鮮葉和嫩莖有特殊的香味，能通氣、健胃消食、去魚腥毒和發汗透疹。

白蘿蔔屬於十字花科之根菜類，又名菜頭、萊菔，日本稱為大根，生蘿蔔可以殺菌、消腫止痛；熟蘿蔔很營養；鹹蘿蔔乾可消脹氣、開胃口。

總括來說，蘿蔔性平、味辛甘，有理氣、補虛、行滯、祛痰、止咳、消食、化積、散瘀、止血、解毒、醒酒和利尿等功效，是個非常有用的食物。所以，宿醉頭痛可吃些蘿蔔來調身體。

自己簡單做

白蘿蔔1條，洗淨削皮，切小塊煮湯，小火燉熟之後，再加些魚丸，魚丸勿煮太久，會失去滋味，魚丸膨脹熟了即可，撒上香菜、碎芹菜及鹽巴。

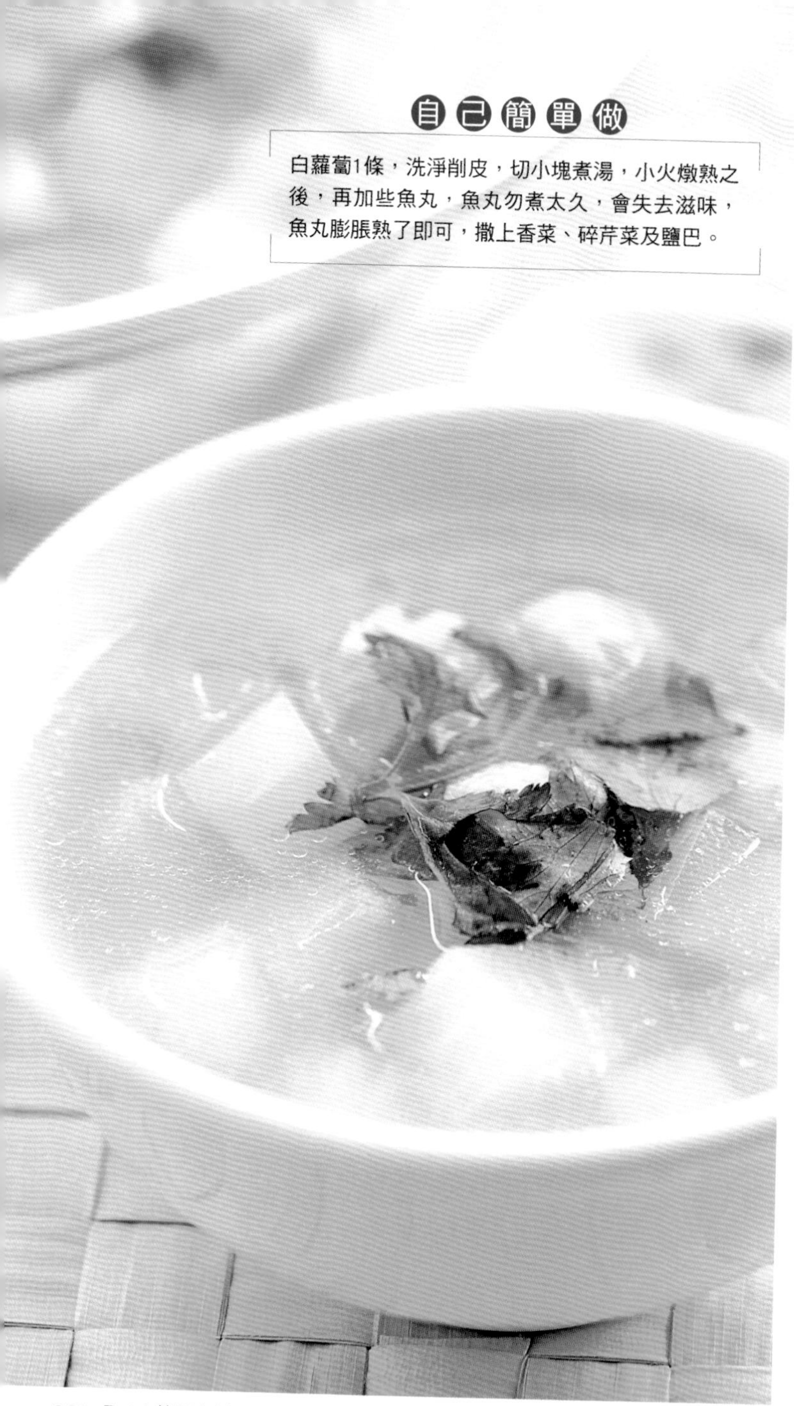

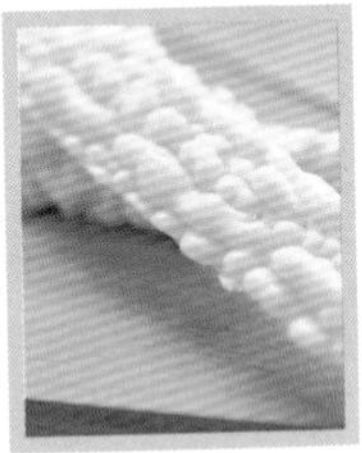

苦瓜湯

本方適合

改善因為火氣大或血糖高所引起的頭部不適。

❀原理

苦瓜屬葫蘆科，苦瓜屬，學名Momordica charantia L.，其性味苦寒，具有清熱、退火、消暑、明目和解毒的作用，苦瓜中含有奎寧、苦瓜柑、膳食纖維和維生素C，具有抗氧化、降血糖作用。

自己簡單做

生苦瓜一條，洗淨，切開去子，切成塊狀，用一小鍋加水七分滿，放入苦瓜，煮至苦瓜熟透，加適量的鹽巴即可。

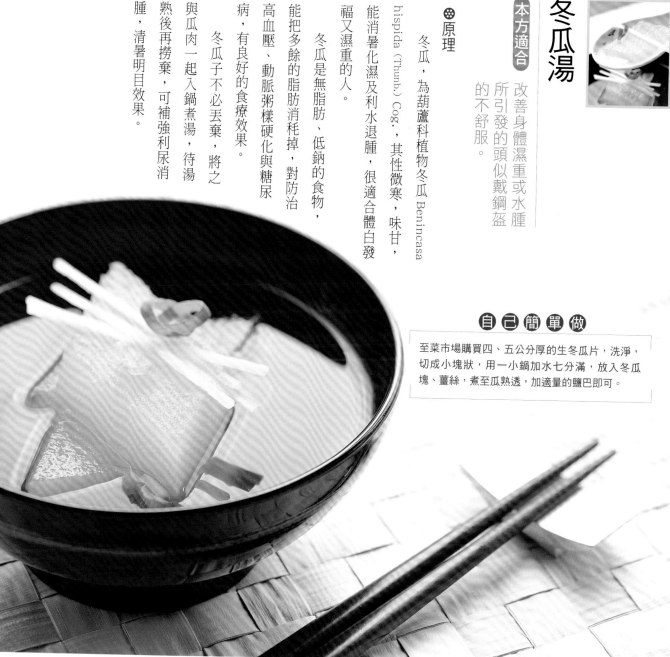

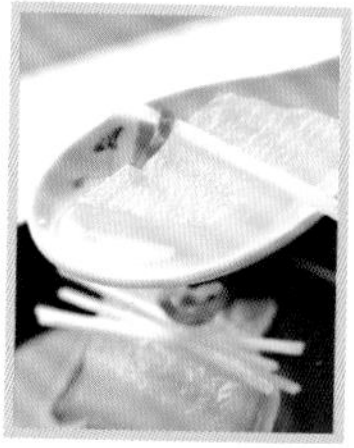

冬瓜湯

本方適合 改善身體濕重或水腫所引發的頭似戴鋼盔的不舒服。

原理

冬瓜，為葫蘆科植物冬瓜 Benincasa hispida (Thumb.) Cog.，其性微寒，味甘，能消暑化濕及利水退腫，很適合體白發福又濕重的人。

冬瓜是無脂肪、低鈉的食物，能把多餘的脂肪消耗掉，對防治高血壓、動脈粥樣硬化與糖尿病，有良好的食療效果。

冬瓜子不必丟棄，將之與瓜肉一起入鍋煮湯，待湯熟後再撈棄，可補強利尿消腫，清暑明目效果。

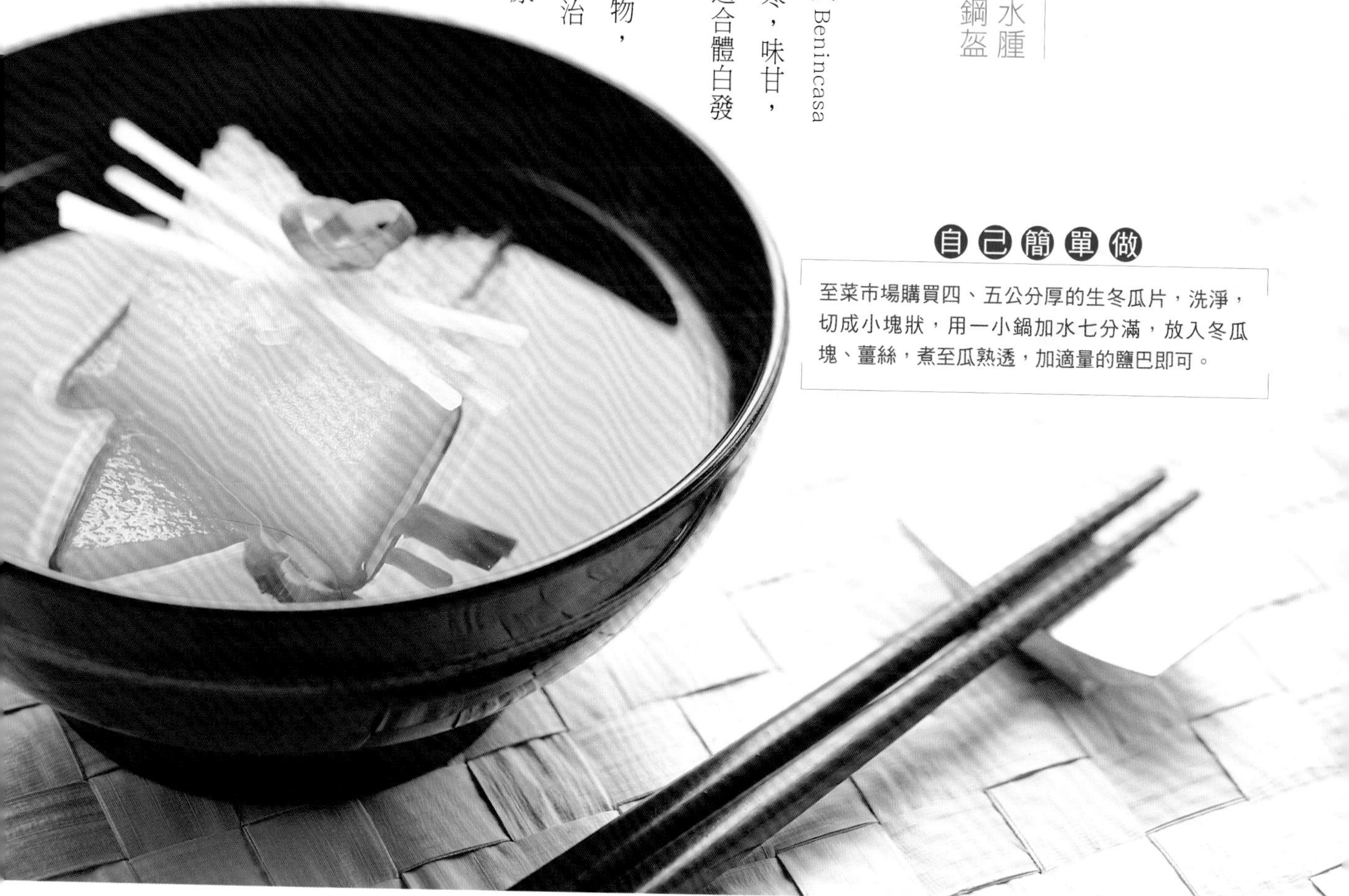

自己簡單做

至菜市場購買四、五公分厚的生冬瓜片，洗淨，切成小塊狀，用一小鍋加水七分滿，放入冬瓜塊、薑絲，煮至瓜熟透，加適量的鹽巴即可。

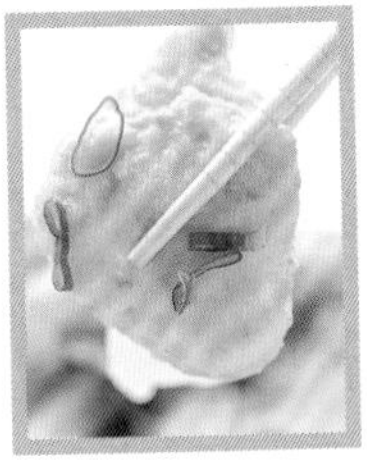

越南酸魚湯

本方適合 疲勞或消化不良所導致的頭部額角不適。

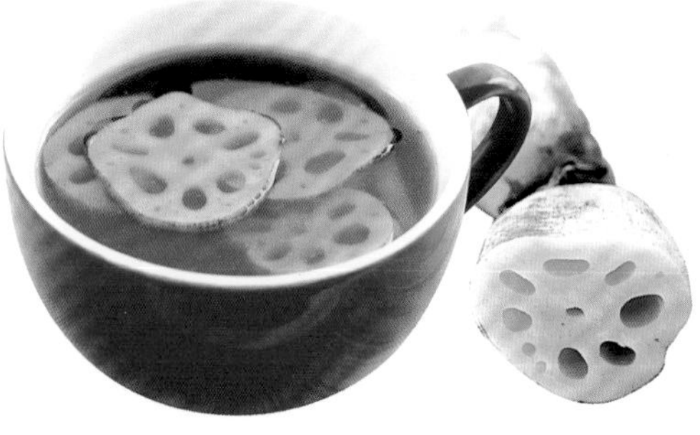

原理

在傳統市場之中，常有幾攤由越南婦女所開的小吃店，其中最特別的是香濃咖哩河粉，以及和酸甜微辣酸魚湯，鮮美的酸魚湯吃了，馬上覺得肚子裡頭咕嚕咕嚕動起來，整個人清爽起來。

材料

鯰魚（Cat fish）一條約二磅，游水活魚較佳、紅番茄二個、茴蒙（Bacha）二條、豆芽菜一把、菠蘿片四片、酸湯葉一包、酸子粉包、豆莢十條、蔥花二茶匙、清雞湯一小罐、水七杯。

調味調

魚露三湯匙、鹽一茶匙、糖五湯匙。

準備工作

1. 紅番茄每個切開六塊，茴蒙去皮切片，豆芽菜洗淨，菠蘿每片切開二塊，豆莢去頭，酸湯葉切碎。
2. 將鯰魚用熱水沖洗乾淨，刮去魚皮和內臟，然後切開三至四件。

做法

1. 先將雞湯加水煮滾，然後放入菠蘿和豆莢滾三分鐘。
2. 加入酸子粉和調味料；然後放入紅番茄和魚，再滾三分鐘。
3. 加入茴蒙和豆芽菜，然後立刻將湯拿離爐火，因為太熟會影響口感。
4. 喝前再加入酸湯葉並撒上蔥花。

實例

曼寧女士，六十四歲，美國學校教職員，臉微紅，喉嚨乾乾的，血壓常高到一百六，患有巴金森氏症，手會不由自主的抖動，腳常冰冰冷冷的，傍晚時行動較為遲緩，而半夜醒來就難以入睡，隔日就比較會頭痛，很不舒服。

我建議她至中醫師處配「柴胡龍骨牡蠣湯＋甘麥大棗湯」來服用，可改善腦部循環，穩定神經，平衡血壓。平日多吃對腦有幫助的生核桃、蓮藕、越南酸魚湯。並按壓「風池穴」來活絡頭部，按「內關穴」來活化腦、心及胃的功能，逐漸地她抖動的程度減輕，也較能熟睡，自然頭痛的機會也少了。

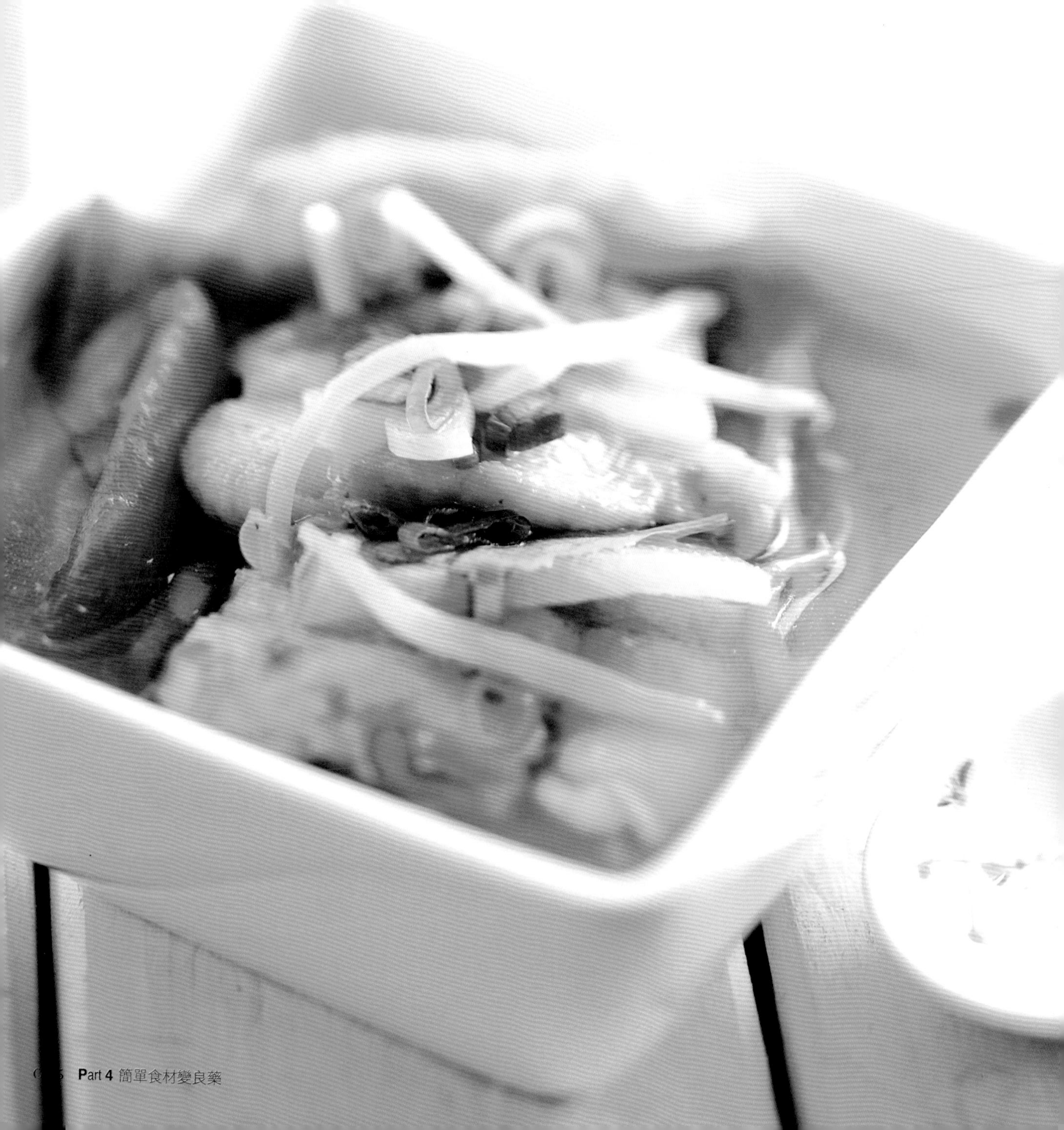

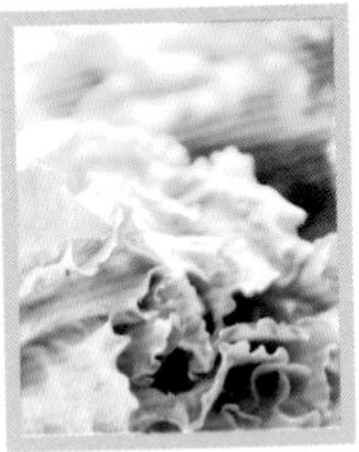

青菜湯

本方適合

改善頭側面不舒服。

原理

在傳統市場裡頭，常有幾攤小吃店或麵店，他們都有青菜湯、青菜豆腐湯、青菜蛋花湯或燙青菜，其實青菜湯最適合肝臟疲憊的人食用，尤其頭部兩側覺得會緊緊的，多吃青菜湯就會舒服了。因為綠色蔬菜最能幫助肝機能的恢復。

自己簡單做

青菜（如地瓜葉、大陸妹、空心菜等）洗淨，切掉根部，切成數段，放入鍋中，加水七、八分，煮滾即熄火，加些適量鹽巴即可。

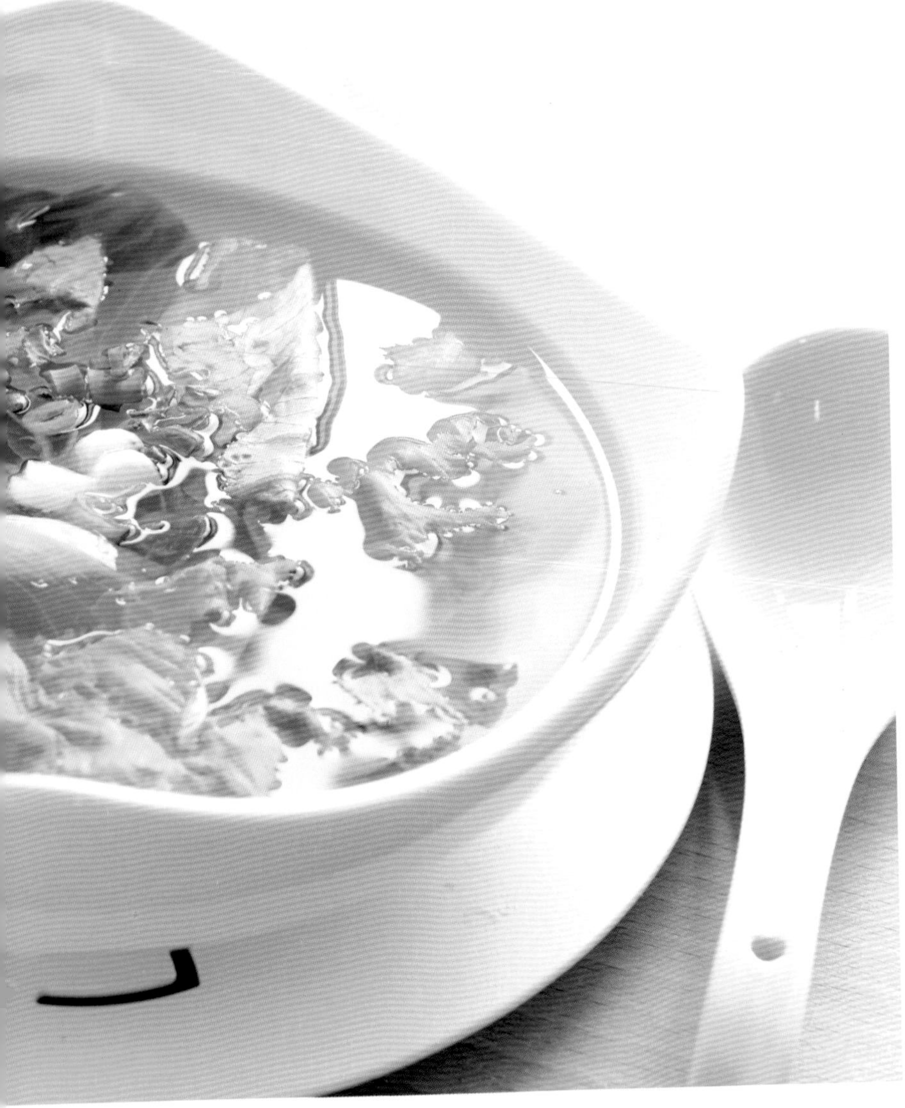

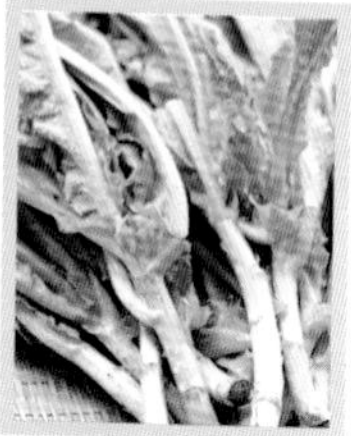

燙A菜

本方適合 改善肝疲勞、頭痛且眼睛不適。

原理

A菜，萵苣Lettuce，Garden Lettuce，學名Lactuca sativa Linn.，俗稱稱「萵仔菜」、「妹仔菜」，屬於菊科植物。

萵苣營養豐富含維他命A（高達3300單位）、B_1、B_2、C、蛋白質、葉綠素、鈣、磷、鐵等。它還是一種「亞硝鹽」阻斷劑，是天然防癌食物。

自己簡單做

將A菜一大把洗淨，切掉根部，切成數段，放入鍋中汆燙一下，鍋中放水七、八分後熄火，煮滾，加些適量鹽巴即可。

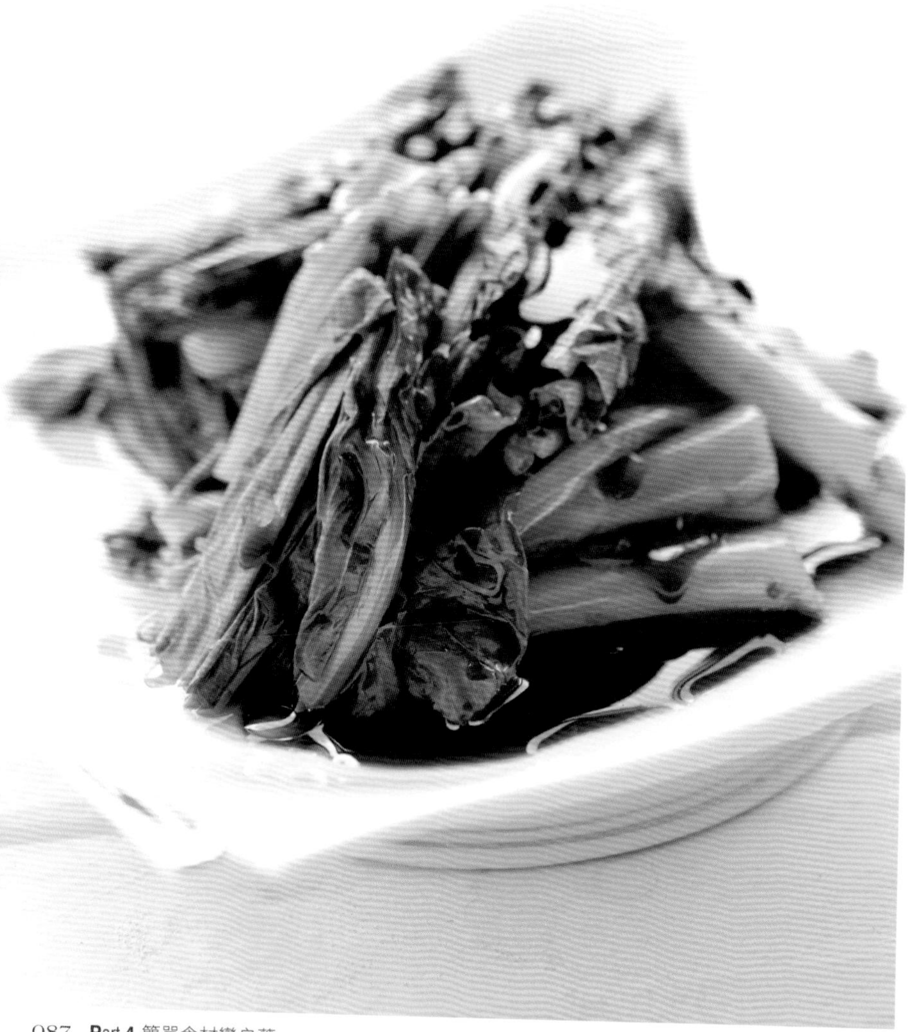

紫菜湯

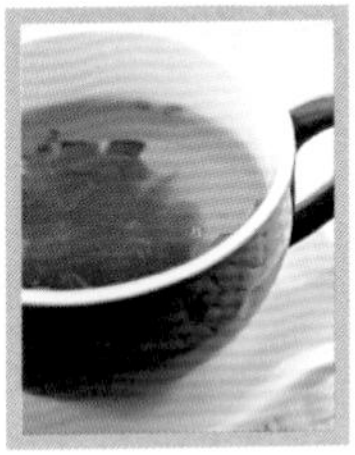

本方適合

可幫助改善壓力大、脖子僵硬，且頸部兩側容易長淋巴結節（小腫球），所引起的頭頸不適。

原理

市場裡頭的日式小吃店，也常賣紫菜湯、或紫菜蛋花湯，紫菜鹹鹹的、滑滑的，屬原紅藻綱，紅毛藻科，是廣溫性海藻，學名 Porphyra dentata能軟化堅硬之物，又含豐富鈣質可助穩定神經。

自己簡單做

至超市或菜市場購買乾的紫菜小包即沖包，加熱開水沖開即可。

實例

蘇珊小姐，三十歲，澳洲人，素有低血壓、頸部緊、便祕、骨質疏鬆、失眠、手足冰冷以及頭痛問題。

我建議她喝人參茶使血壓提升，改善手足冰冷等循環問題，另一方面多吃黏黏滑滑又QQ的食物來幫助排便與補強骨質疏鬆，如：燒仙草、海帶、紫菜、愛玉、龜苓膏、菜燕、白木耳等，這些黏滑之物可助腸子滑動推送糞便，並可助骨關節的彈性與韌度，因為鈣好比是鋼筋，而黏滑物好比水泥，鋼筋若沒有水泥的融合，就不會堅固。照這樣做才一星期，大便就很順暢，脖子也鬆了，頭也不痛了。

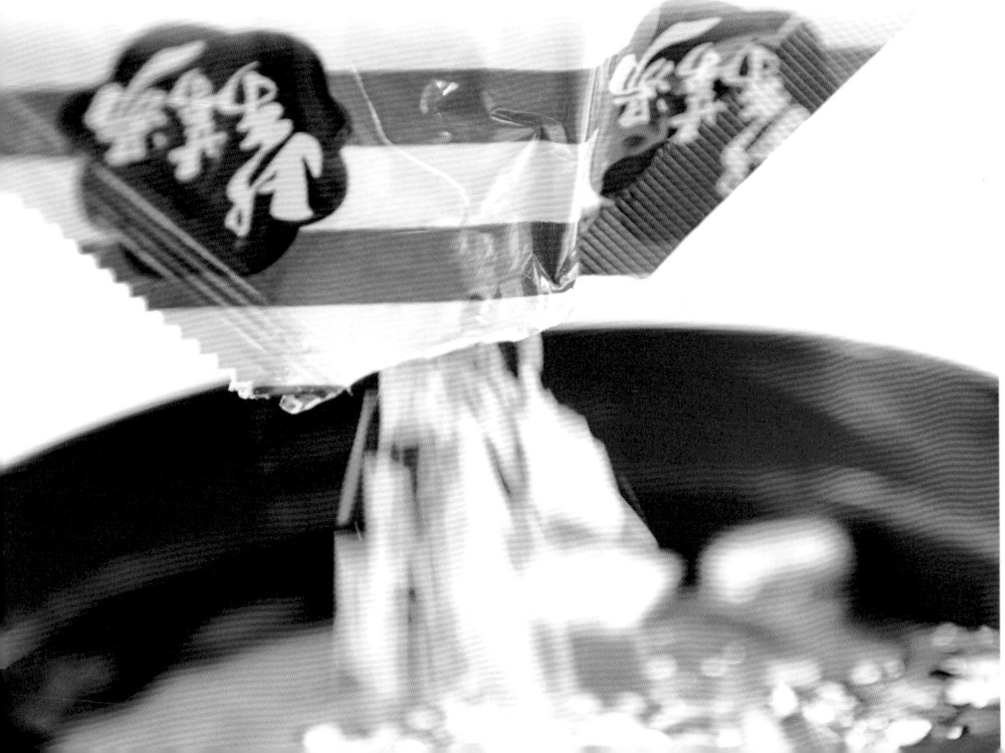

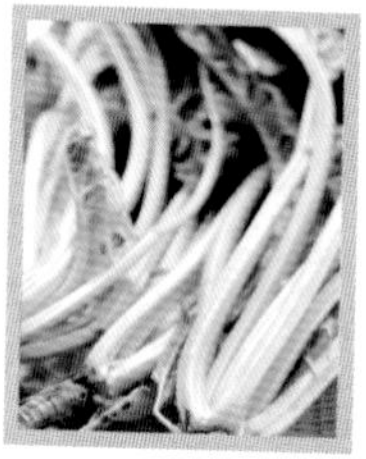

燙菠菜

本方適合

改善血壓高、頭痛目眩且便祕。

原理

菠菜，莧科植物，學名 *Spinacia oleracea*，性冷，味甘，能補血活血，通血脈利五臟、通腸胃助消化。如有高血壓、頭痛目眩、胃腸障礙的人可常吃燙菠菜。

自己簡單做

將菠菜洗淨，切掉根部，切成數段。用一小鍋加水七、八分，煮滾。關火，將菠菜放進鍋中十多秒，撈起來，加些適量醬油膏即可。如此可殺掉菜中的細菌和寄生蟲，又不會流失酵素、維生素等營養。

實例

派翠亞小姐，四十多歲，教師，工作繁忙，每逢週末該是放鬆休假時，反而劇烈頭痛，整個肩膀及後頸根僵硬，同樣的地方比起其他人明顯隆起，雖然找過很多醫師，吃了不少止痛藥，但一到星期六就發作，變成固定的惡性循環，非常困擾。

肝火大、胃緊張也會累積成頭痛，平日可多吃燙青菜，因為綠色蔬菜最能使肝膽恢復，不是生吃沙拉而是燙青菜，生吃會增加肝臟解毒的負擔，造成腸胃的不適或腹瀉。汆燙青菜則能不增加負擔，而吸收青菜完整的營養。

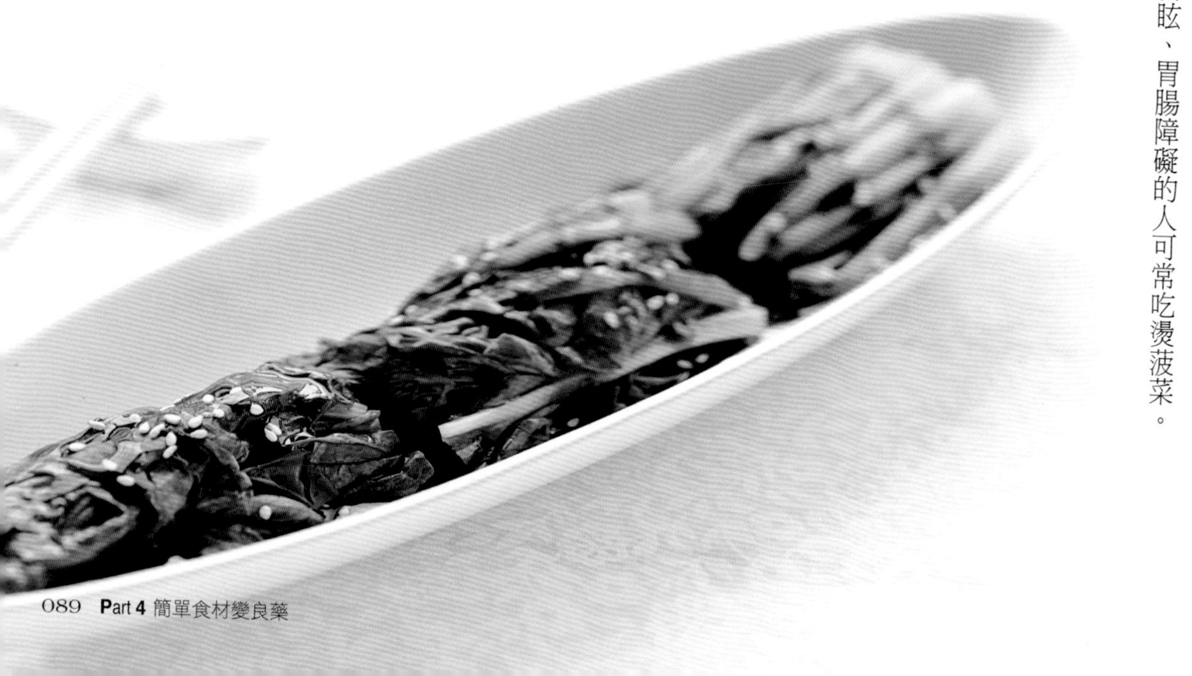

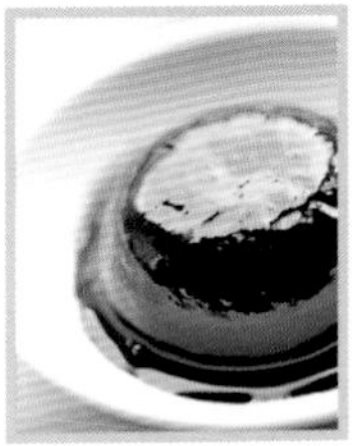

燒仙草

本方適合

燒仙草可改善身體燥熱頭部不舒服。

原理

仙草，又稱仙人凍、仙人草、涼粉草，性涼，味甘，富有膠質，能滋潤且能利尿清熱，對於身體燥熱，且頭部不舒服者，非常有用。

自己簡單做

材料

燒仙草液（烘焙材料店或者傳統的市場中）三碗量，水五碗量，赤砂糖一碗量。勾芡：太白粉三十公克，水一碗半，一起混合攪拌均勻後備用。

作法

1. 用一大鍋子，倒入燒仙草液和水一起混合攪拌均勻後，以中火燒滾。
2. 一邊攪拌一邊加入赤砂糖，直到糖溶解，並繼續煮到再次滾起來。
3. 用勺子撈出浮在水面上的泡沫。
4. 將攪拌均勻的勾芡水倒入，水滾後熄火。

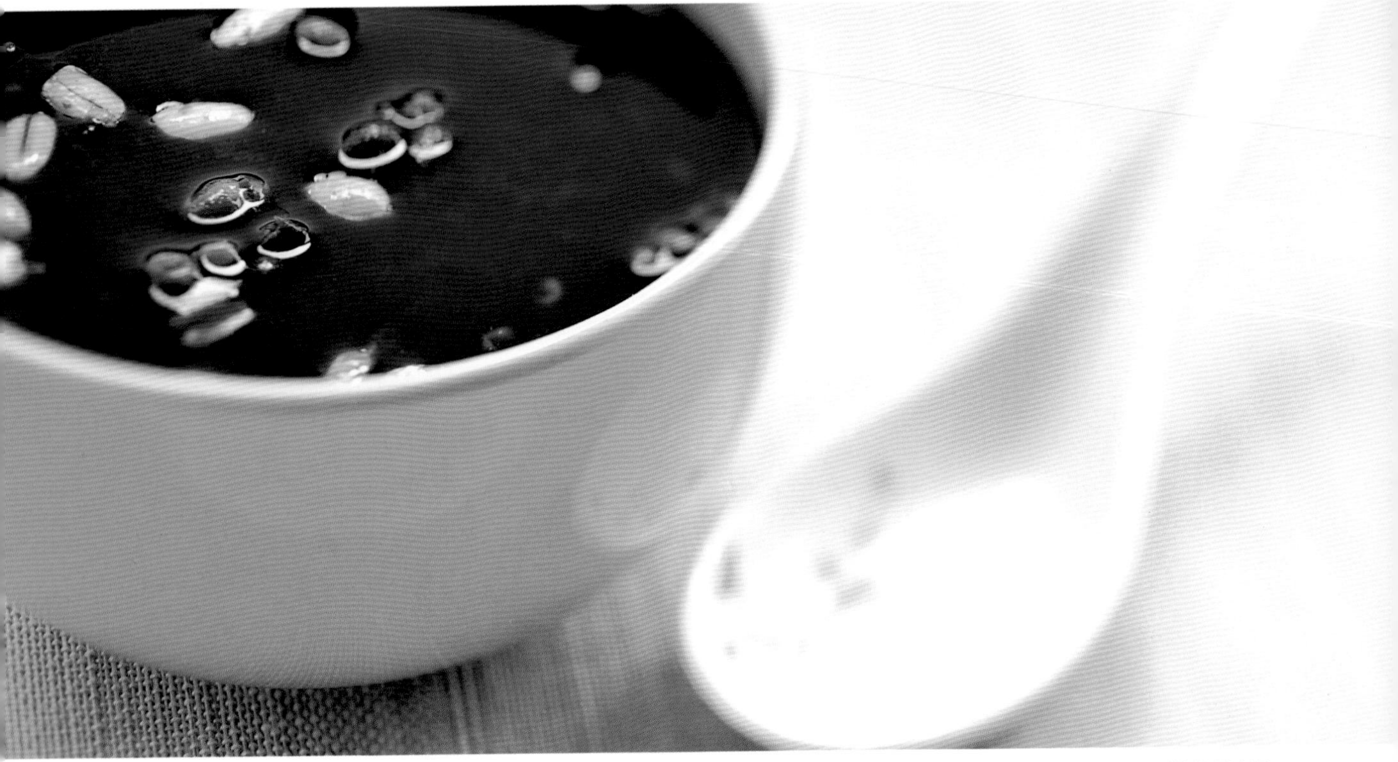

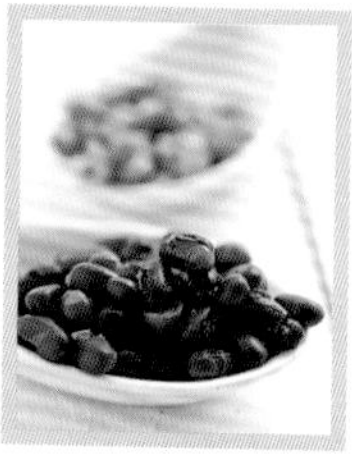

綠豆湯、紅豆湯

本方適合

(1)綠豆湯可改善肝火大、頸硬、皮膚差、頭脹不適者。

(2)紅豆湯可改善頭虛且身體濕重者。

原理

綠豆湯能利尿清毒，對於肝火大、頸硬、皮膚差，且頭脹不適者，能產生一定的作用。

紅豆湯可補血、利尿除濕，對於頭痛且身體濕重的人有用。

實例

莉莉小姐，四十五歲，身材瘦長，時常自尋煩惱，每天憂心忡忡，擔心乳房腫瘤，會惡化，結果就變成經常性頭痛。

我建議她平日多吃燙青菜、青菜湯、綠豆薏仁湯、菊花茶、海帶、昆布、荸薺等食物，多多按摩「足三里穴」、「三陰交穴」、「合谷穴」，並找中醫師中藥房配「加味逍遙散」來服用，漸漸就可使腫瘤變小，也不再頭痛。

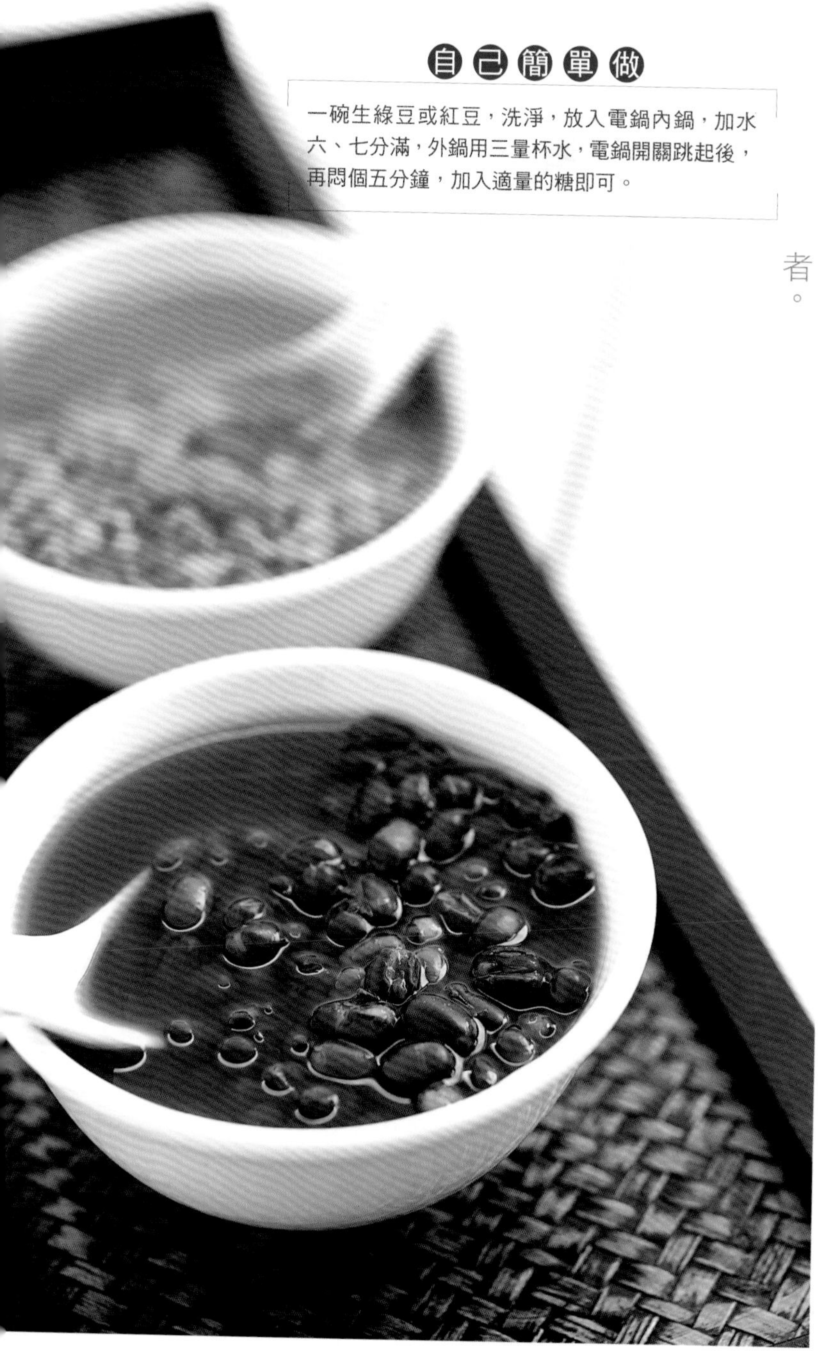

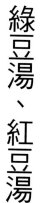

自己簡單做

一碗生綠豆或紅豆，洗淨，放入電鍋內鍋，加水六、七分滿，外鍋用三量杯水，電鍋開關跳起後，再悶個五分鐘，加入適量的糖即可。

杏仁茶

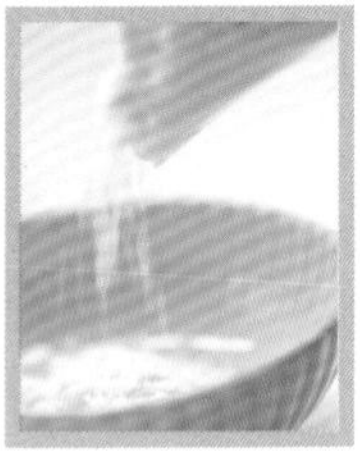

本方適合 改善頭痛、咳嗽、發冷。

原理

熱的杏仁茶很適合傷風頭痛、咳嗽、發冷的人，因為它能順氣化痰，驅除寒氣，提供能量。

實例

西蒙先生，四十三歲，年輕時就有鼻子和皮膚過敏問題，工作需要常出差做長途旅行，肝臟經常處在很疲勞的狀態，頸部僵硬，牙齦常浮腫，刷牙就流血，左前額角會痛，鼻子、眼睛和頭會常緊緊的、癢癢的。

鼻子過敏，是因為跟肺和腎的系統較弱有關，宜多按摩胸部及後腰兩側，並常喝杏仁茶及燒仙草；皮膚過敏則與肺和肝的系統較差有關，宜多按摩右脅肝區及胸部，並常喝菊花茶、綠豆薏仁湯；牙齦常浮腫則是胃腸燥熱的問題，宜多按摩肚臍周圍，並常喝普洱茶，且一吃完東西就用普洱茶或鹽巴水漱口。他照著這樣去做，所有毛病都逐漸改善，連前額頭痛也痊癒了。

自己簡單做

在市場或超市賣杏仁粉的小鋪，購買杏仁粉，回家直接以熱開水沖泡即可。

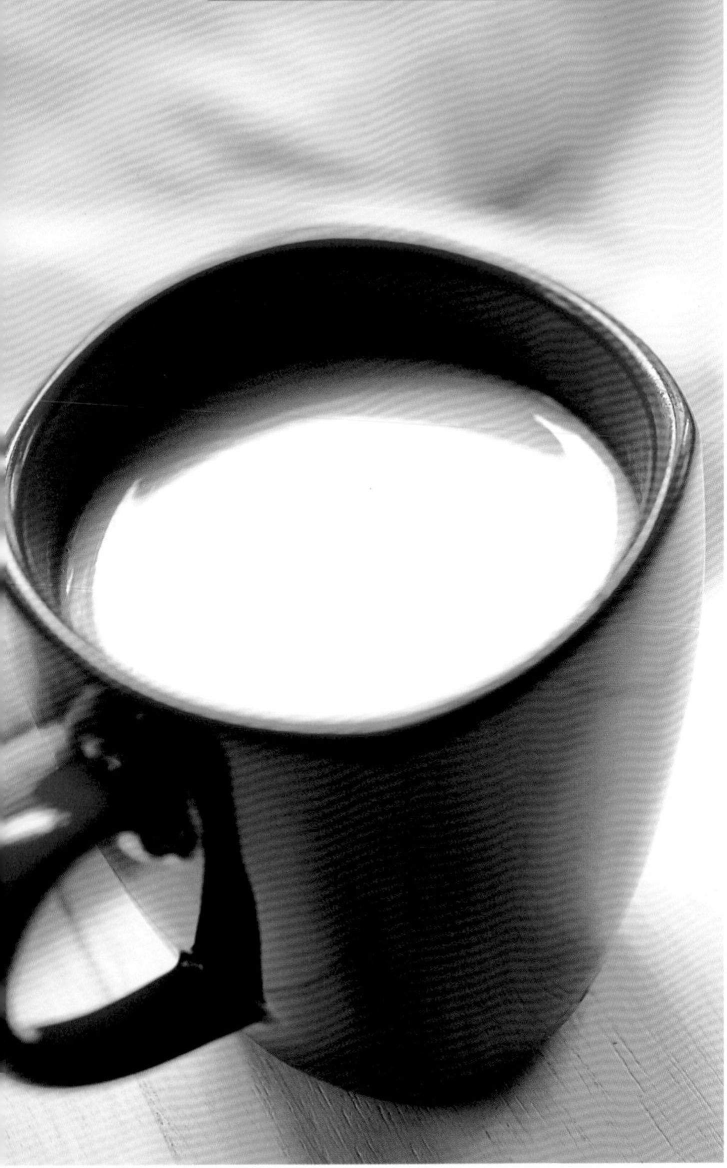

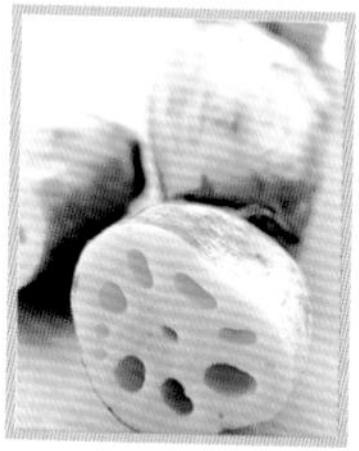

蓮藕

本方適合

改善血濁、血壓高、動脈硬化、頸部僵硬的頭痛和宿醉頭痛。

原理

藕節，為睡蓮科植物蓮Nelumbo nucifera Gaertn的根莖節，其性平，味甘、澀，能散瘀、止血。

市場中有販賣糖蓮藕、醋蓮藕片、蓮藕湯、蓮藕茶、生蓮藕、蓮藕粉等，有洗淨的，也有故意還帶點土，表示是天然，沒有使用藥水漂洗的，讓您吃得安心。事實上，不管那一種蓮藕對身體的好處都特別多，因為蓮藕能去瘀生新、令人開心，是「血管的清道夫」。

與循環不佳等相關的頭痛，都應天天食用蓮藕，持續的吃，會使症狀減輕。此外，宿醉的頭痛，也可用生蓮藕汆燙一下，再加些白開水打成果汁喝，因為蓮藕也有解渴、解酒毒作用。

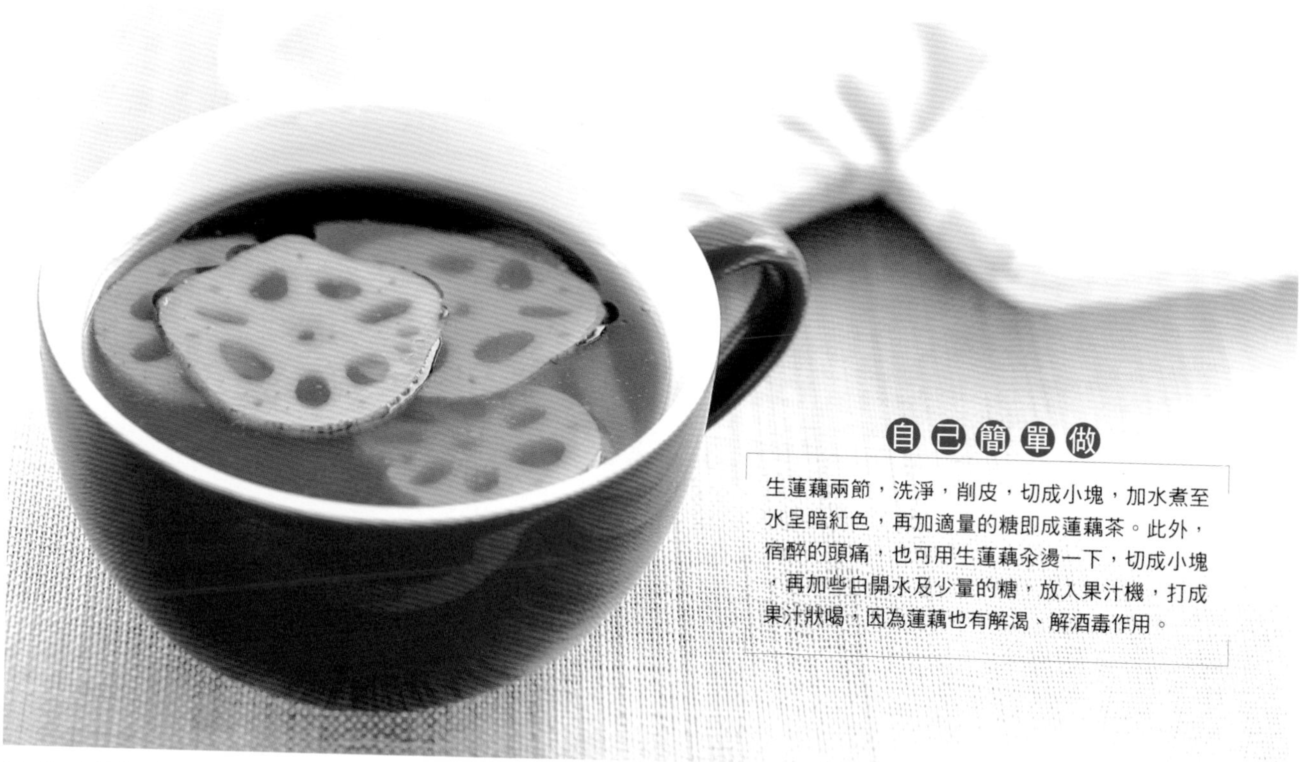

自己簡單做

生蓮藕兩節，洗淨，削皮，切成小塊，加水煮至水呈暗紅色，再加適量的糖即成蓮藕茶。此外，宿醉的頭痛，也可用生蓮藕汆燙一下，切成小塊，再加些白開水及少量的糖，放入果汁機，打成果汁狀喝，因為蓮藕也有解渴、解酒毒作用。

洛神花茶、洛神花乾

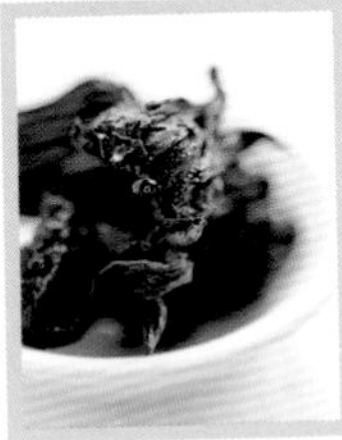

本方適合

血壓高、煩躁發熱的頭痛，以及更年期發熱頭痛。

原理

洛神花，其性微寒，味苦，有清熱、解渴、止熱咳及降血壓的作用。而洛神花萃取物中豐富的植物性雌激素成分，可預防乳癌、子宮內膜癌、前列腺癌，也可以補充女性荷爾蒙的不足，減少罹患骨質疏鬆症的機會，並減輕婦女更年期產生的不適症狀。

製造洛神花是將收成後的花朵，洗淨後用乾燥爐濃縮烘乾，以便儲存。

自己簡單做

以一碗量乾的洛神花，放入十人分電鍋內鍋，加水八分滿，外鍋二量杯水，電鍋開關跳起來後，加入適量的赤砂糖或冰糖即可。

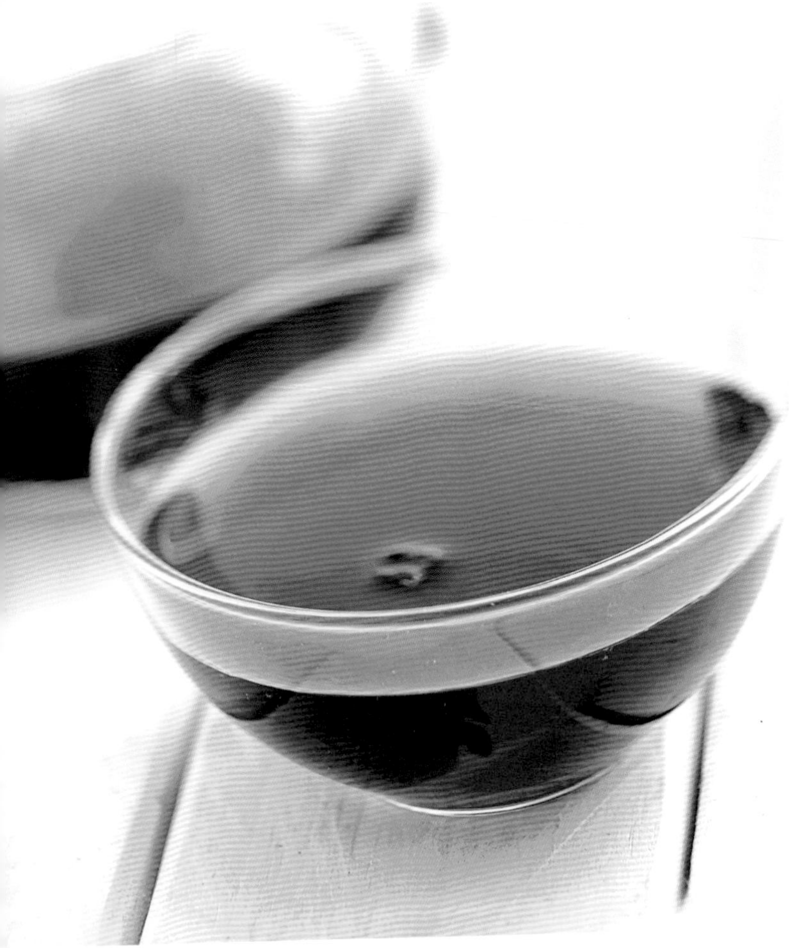

冬瓜茶

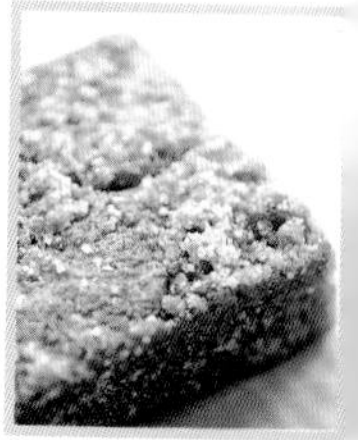

本方適合 改善因為面赤、體熱、頭脹的不舒服。

原理

冬瓜茶有很好的利尿作用，喝後排尿會變多，熱脹就會消除大半。

冬瓜，通常生長在夏季，耐貯藏，如無傷痕或病蟲害，可貯存到冬天，所以叫做冬瓜。

冬瓜經選瓜、削皮、去仔、切條塊狀，與糖熬煮攪動；配合冬瓜、砂糖、水、焦糖的比例，熬煮至水分蒸發凝成塊，切成方塊則為「冬瓜糖塊」。冬瓜糖塊自行烹煮融化成茶湯，即可飲用。

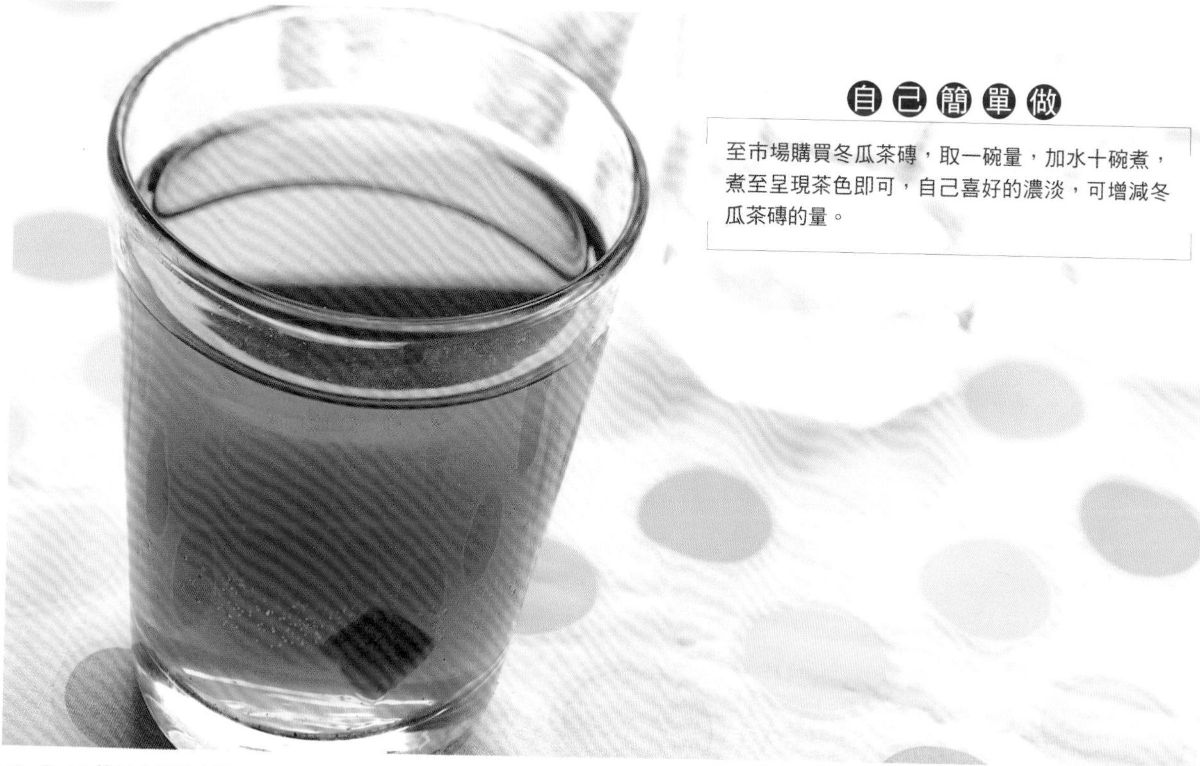

自己簡單做

至市場購買冬瓜茶磚，取一碗量，加水十碗煮，煮至呈現茶色即可，自己喜好的濃淡，可增減冬瓜茶磚的量。

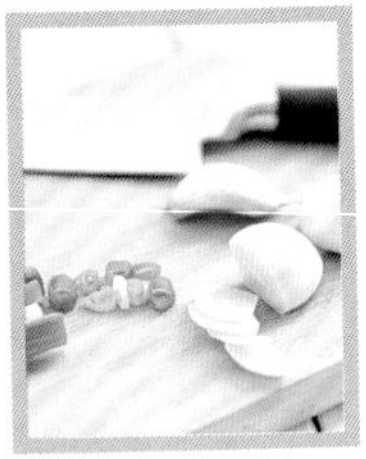

蔥&蒜

本方適合

傷風頭痛。或頭部瘀傷作痛。

原理

蔥，為百合科植物蔥 Allium fistulosum L.的鱗莖，性溫、味辛，能祛風發汗、發表、解毒、散瘀消腫、驅蟲，對於風寒引起的頭痛，如：鼻塞、頭痛、流涕等，或跌打損傷的頭部瘀傷，有時候光聞它的味道就有幫助，因為它能通竅，倘若喝湯時，切些蔥花吃下去更佳。

大蒜，為百合科植物大蒜 Allium sativaum L.，性溫、味腥，有解毒、健胃、殺蟲、消腫、下氣、祛風、通竅、殺菌等作用，對於傷風頭痛自然有良好作用，不論切碎放在醬油中，或灑在粥中、湯中吃下，都能確實幫助感冒頭痛的問題。

自己簡單做

將一條青蔥或一個蒜頭（去膜），洗淨，切碎，加入自己所吃的湯中吃掉，或以棉球包著蔥花或蒜泥，塞入一個鼻孔數分鐘至半小時，然後再以新的蔥蒜棉花塞另一個鼻孔，能立即通竅解痛。

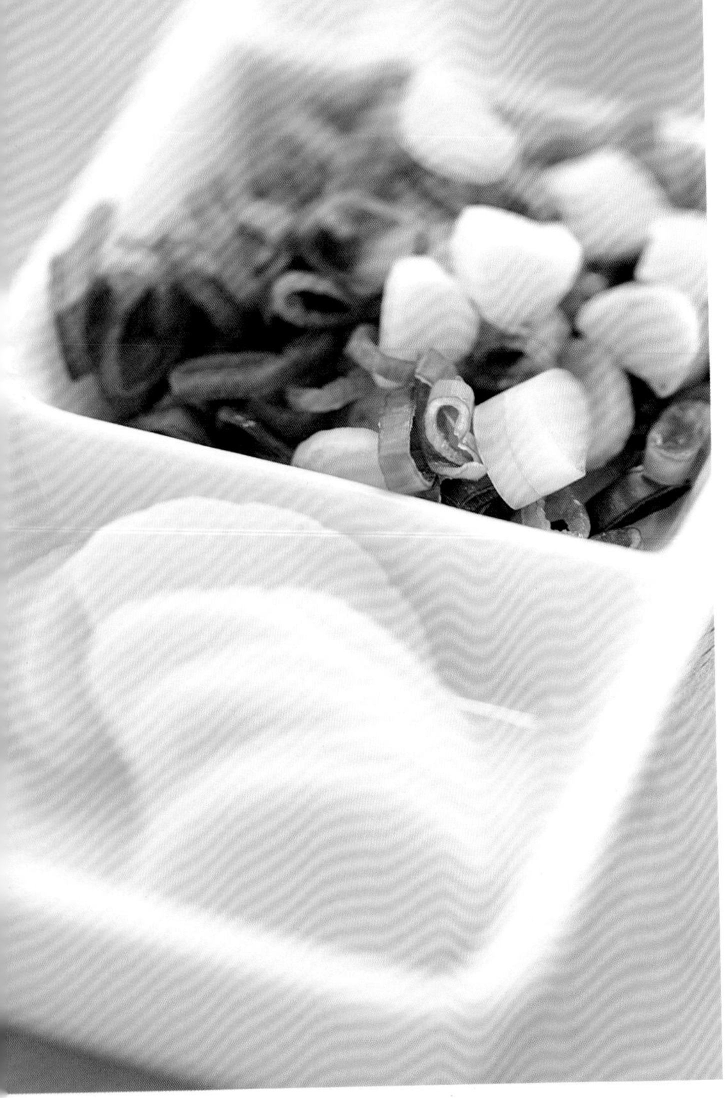

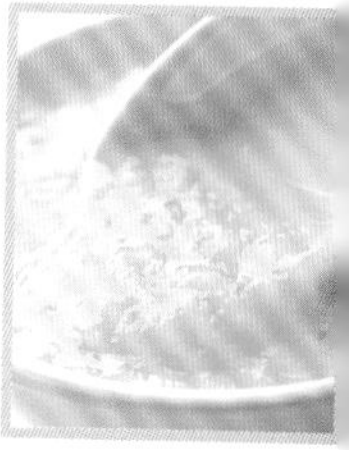

小米粥

本方適合 改善頭痛且胃酸過多（消化性潰瘍）。

原理

小米能健脾補血、保護胃氣。

小米穀粒在碾製過程中，胚的部分營養價值能完全保存，富含維生素B、E、膳食纖維、有機硒、鈣、鐵等微量元素。纖維素含量相當高（百分之八‧六），僅低於燕麥而接近糙米，這些成分對心腦血管疾病、皮膚病、癌症等文明病有預防作用，是理想的食療食品。

實例

威廉先生，三十五歲，駐台文化辦事處專員，平日工作忙碌，其個性又緊張壓抑，經常頭痛。

我建議他多用拳頭敲打按摩「足三里穴」，可改善胃腸與免疫機能，然後早餐前要先喝一杯熱的薏仁漿，中午再喝一碗四神湯，晚上以小米粥為主食，不要吃沙拉和冰飲料，因為沙拉較冷容易拉肚子。由於薏仁漿、四神湯、小米粥都可去濕氣及恢復腸胃功能，很快地他可正常飲食，而且也不會頭痛了。

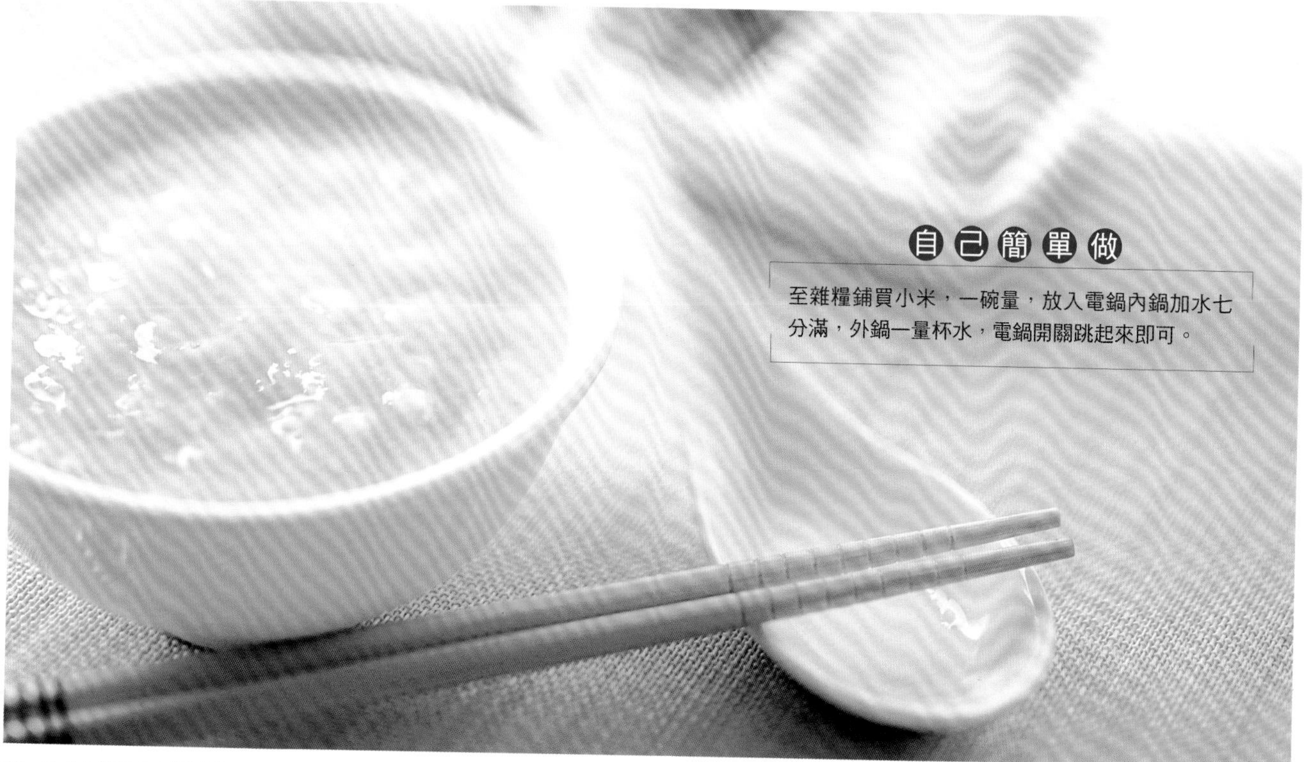

自己簡單做

至雜糧鋪買小米，一碗量，放入電鍋內鍋加水七分滿，外鍋一量杯水，電鍋開關跳起來即可。

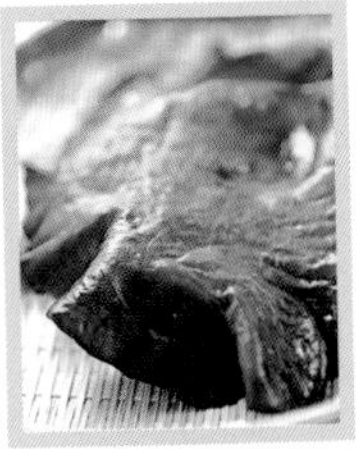

炒黑木耳、涼拌黑木耳

本方適合

血壓高、血管硬化引起的頭痛。

原理

黑木耳其性平，味甘，能活血、止血、化瘀、滋陰、益胃、潤肺、清腸，對血管病變及癌症有一定作用。其子實體（fruitbody）大且富有獨特的物性與咬感，含豐富的蛋白質、維生素 B_2、C、鈣、鐵等營養，而成為在中國烹調頗受歡迎的食用菇。現代醫學的研究，它能降低血液黏稠度，預防或溶解血栓，緩和冠狀動脈粥狀硬化等，利用價值頗高，因此已有人淬取製成膠囊，方便服用。

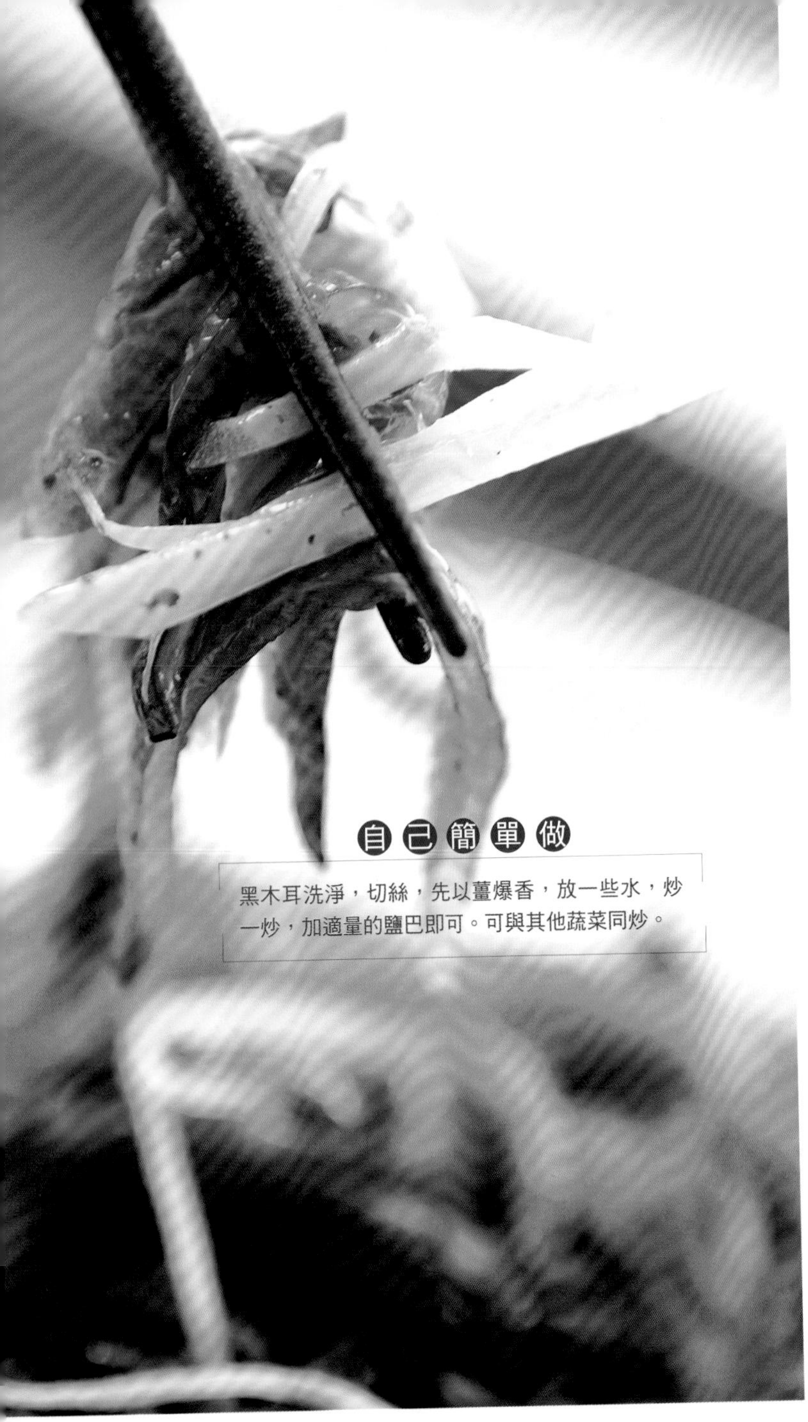

自己簡單做

黑木耳洗淨，切絲，先以薑爆香，放一些水，炒一炒，加適量的鹽巴即可。可與其他蔬菜同炒。

炒茄子、燙茄子

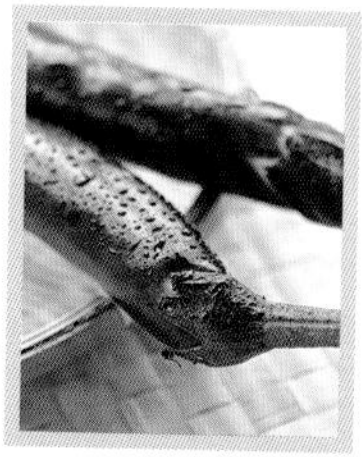

本方適合　血壓高或動脈粥樣硬化引起的頭痛。

原理

茄子，性涼、味甘，能清熱解毒、活血止痛、利尿消腫，且含豐富的維生素P，對於高血壓或動脈粥樣硬化且常頭痛者，頗有幫助，甚至於可預防腦溢血。

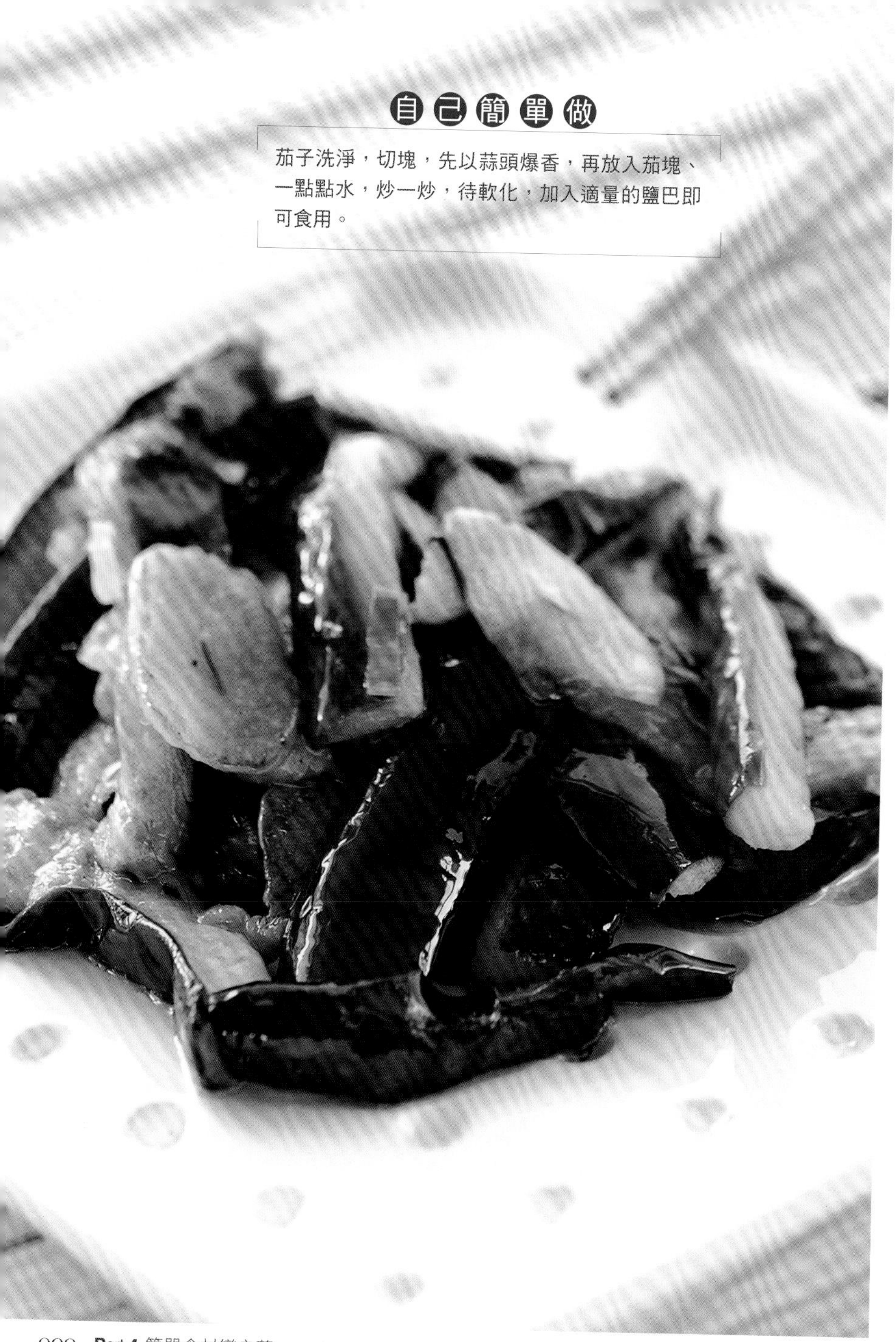

自己簡單做

茄子洗淨，切塊，先以蒜頭爆香，再放入茄塊、一點點水，炒一炒，待軟化，加入適量的鹽巴即可食用。

PART 5

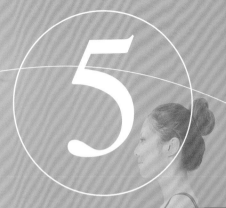

頭痛的運動療法

兒子買了一本《逝去的武林》，我順手拿來翻閱，
原來是講述清末民初時期的武林佚事，
詳實描述了舞藝高強又行俠重義的「形意門」大師，
尚雲祥、薛顛傳、唐維祿、李仲軒的事跡，
書中也詳列許多武學要領和口訣，令人不禁嚮往當年武林盛會。
現代人事忙心煩，睡眠不足，
經常「頭重腳輕」，右重左輕，前重後輕，
我也跟著書中所言練了部分的武功，
發覺「站樁功」對身體頗有幫助，
尤其能將上半身的煩濁之氣往下導引，
當上下左右前後平衡時，即可減少許多身體的疾病，

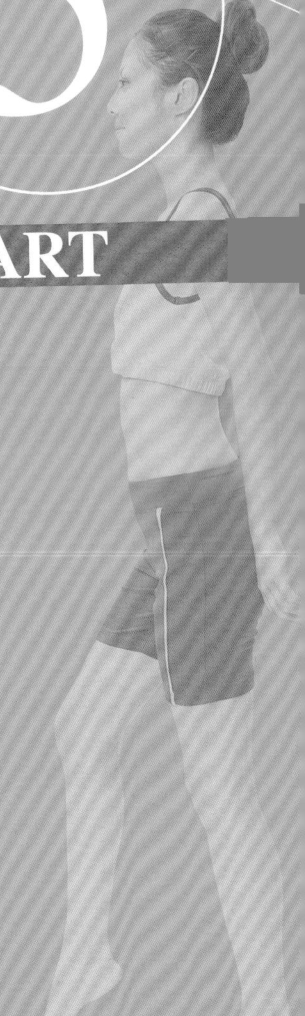

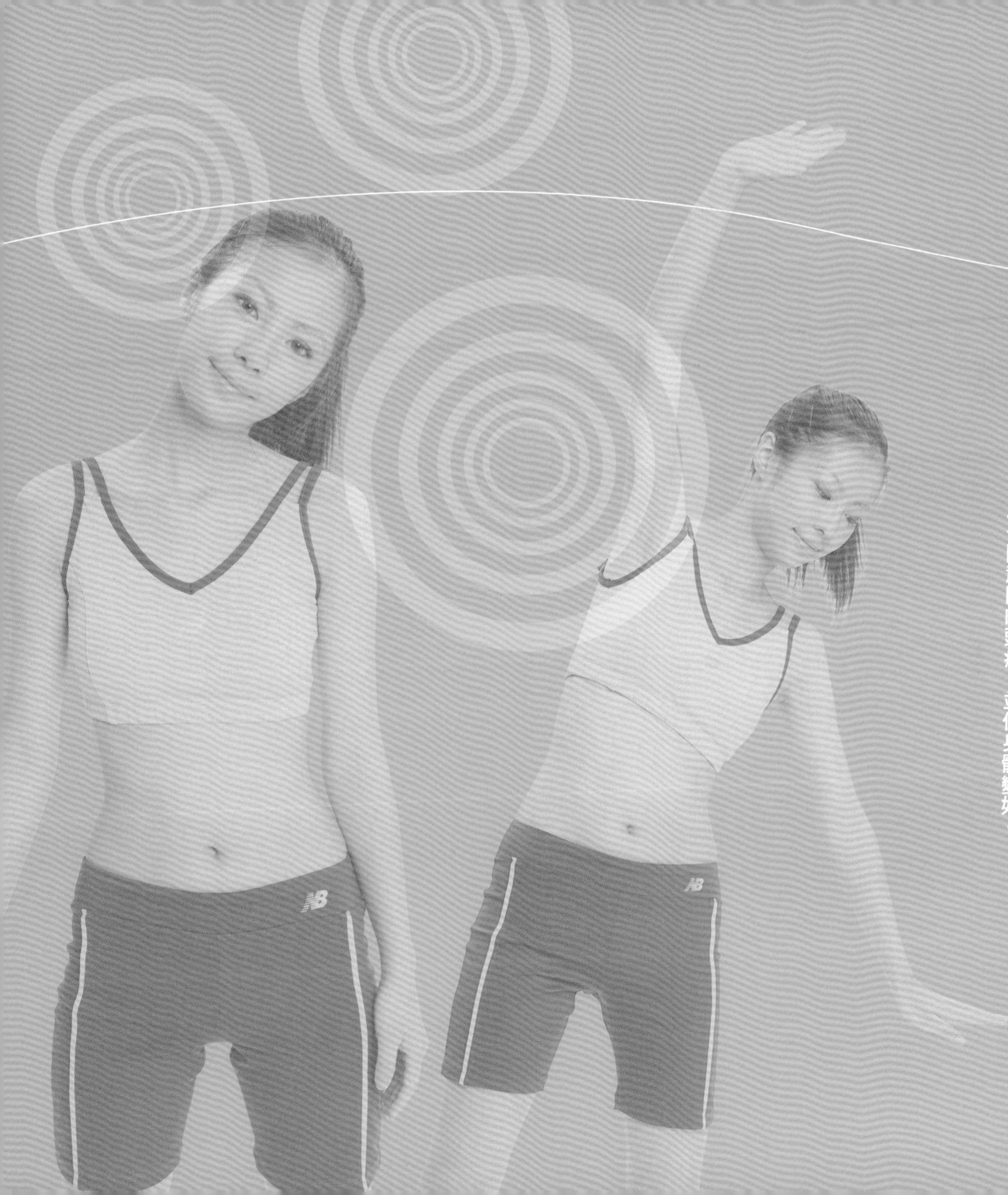

對頭部的疼痛與不適尤有奇效，
每次十分鐘，一日數次，
自然可以去除頑固的頭痛，並使身體變好。

1 站樁

練武者不論練習那一種站樁時，必先正其尾椎，尾椎太重要了，因為只要尾椎稍有不正，一定會影響整條脊椎的端正，當然就會使整個身形都歪七扭八了。倘若尾閭之氣不順，整條督脈（脊椎）的運行都會處處凝滯，自然而然頭目無法清明。

當我們疲勞時，為什麼不由自主地就會「伸懶腰」？因為，伸懶腰可以馬上調整整個脊椎，從尾椎一直使每一節脊椎都得到鬆開，不再緊繃。所以，當你覺得頭痛、頭重、頭不清楚，或心情不舒暢，最簡單的法子就是伸懶腰，就可馬上得到緩解了。

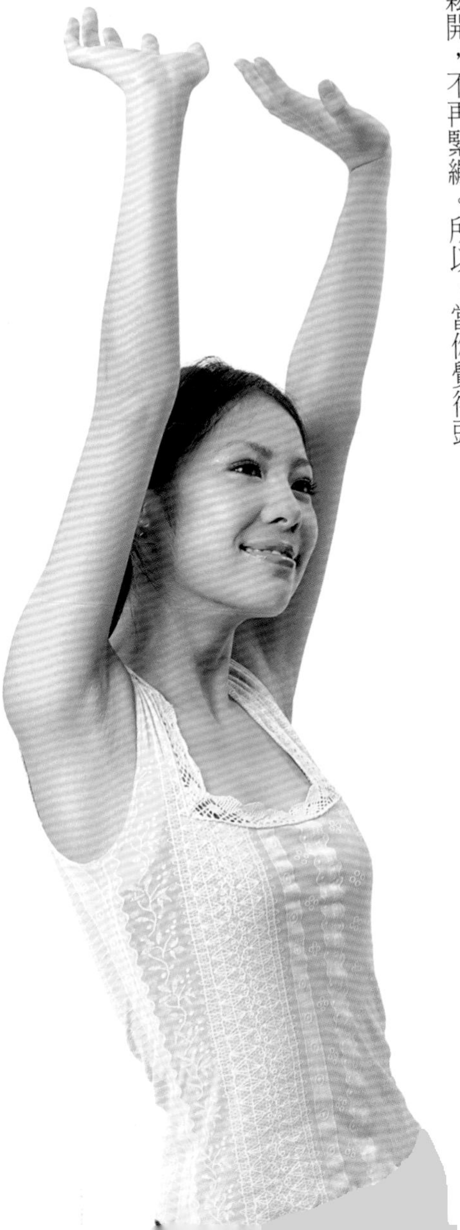

尾椎站樁功療法

如此重覆練習，鼻吸後展脊椎，鼻吐鬆椎，一日數次，每次十分鐘，自然可以去除頑固的頭痛，並使身體變好。

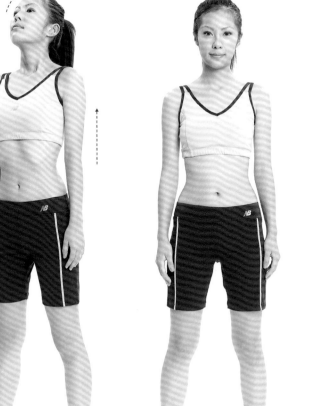

預備式

採站姿，兩腳平行且與肩同寬，微梃胸縮肚，兩手自然垂放，兩肩微提，先緩緩鼻吸鼻吐幾次。

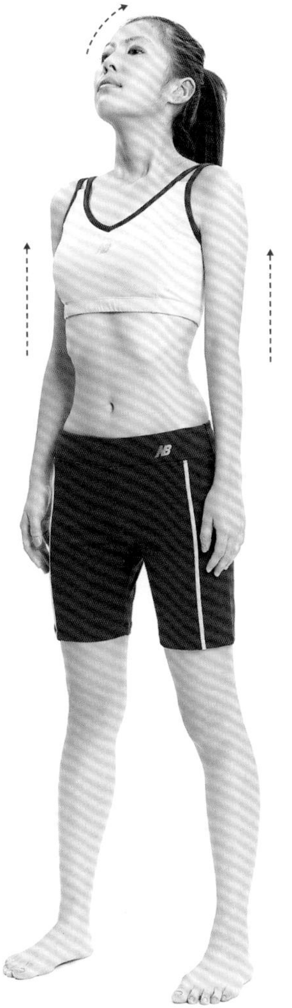

STEP 1

鼻緩緩吸氣，集中意念，聚集全身的一股氣（能量），從尾椎骨頭一節一節頂上去升上去，直到後腦勺，因為脊柱會隨著氣動微微反弓，此時身體自然而然就會微微後仰，腦袋也會後仰，兩手同時亦會往上抬（注意身體的平衡）。

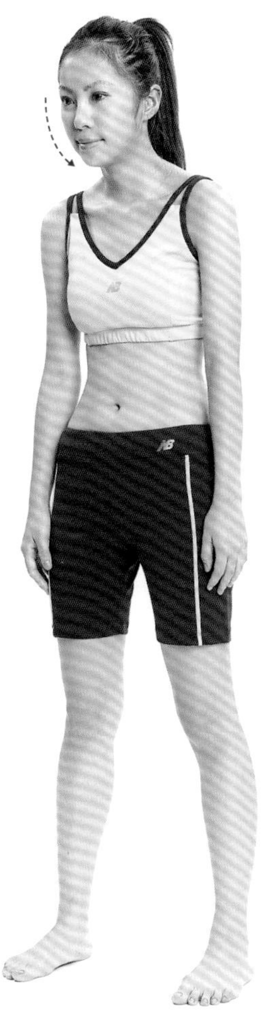

STEP 2

然後，下巴突然向前一勾，鼻子緩緩吐氣，兩手同時往下按，脊椎骨也一節一節退下來，直到氣退至尾椎尾。

腹式呼吸站樁功

如此重覆練習，鼻吸漲腹，鼻吐縮腹，功夫深了，得了要領，坐著、躺著都能讓肚子打太極拳繼續練下去，不僅可消除頭痛，還能強壯男性性能力、胃腸機能，減少頻尿、腎虛的毛病。

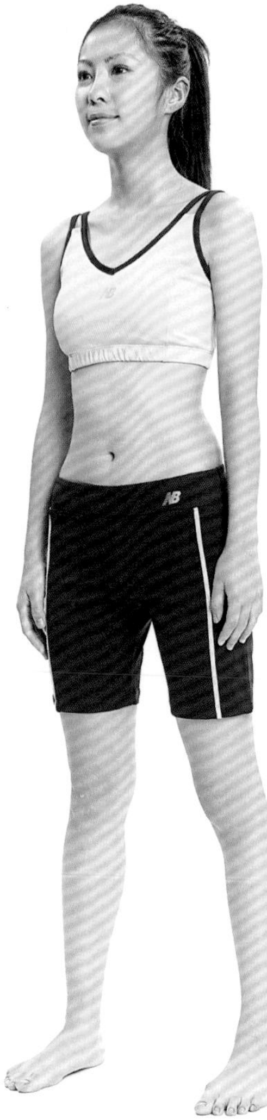

預備式

採站姿，兩腳分開而平行，大約比肩膀稍寬，兩手自然垂放，鬆腰落胯且微微提肛。

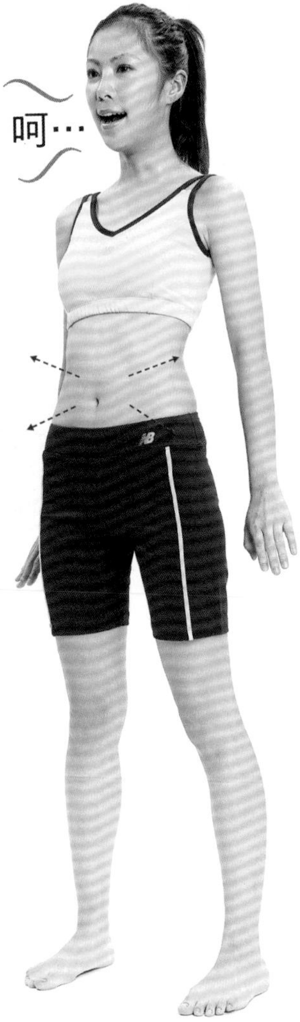

STEP 1

以鼻子緩緩吐氣，同時將您的小肚子使得像打太極拳一般，很慢很沉地緩緩鼓出去，持續鼓漲一會兒，全身上下似鋼，好像每一寸肌膚都鼓著氣。

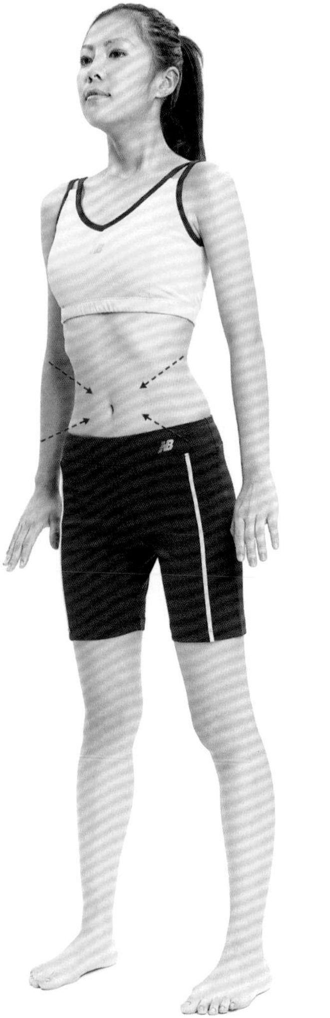

STEP 2

接著，以鼻子緩緩吸氣，同時再很慢很沉地緩緩縮回肚子，儘量使腹部扁縮，好像每一寸肌膚都扁縮了。

抖功站樁功

這種抖動不是大的動作，由外表是看不太出來的，但抖的內勁要很深、很強，需多練才能體會那勁道。

傳說熊在冬眠時，每隔幾天它就會自發性地渾身顫抖，否則身體會僵滯不動，產生障礙。很多人為什麼站樁時無法持續下去，就是缺了這抖一抖。注意，是很「細緻地、輕微地」由內而外的抖一抖，如此一來，就能養生。所謂「內練一口氣」，外練筋骨皮，抖的功夫深了，即使比武發力，也就是這麼一抖擻，即可將敵人振了出去。

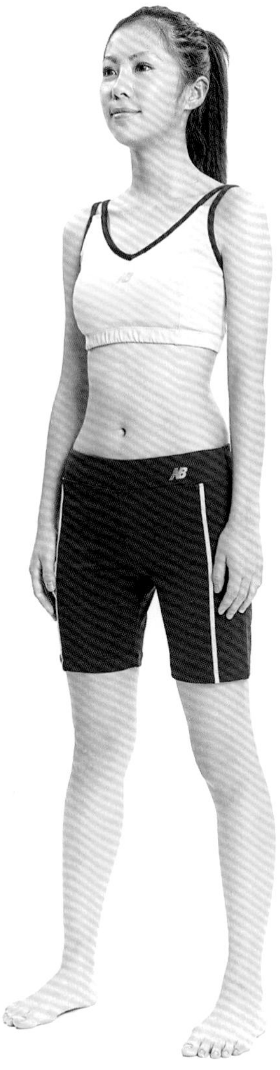

預備式

採站姿，兩腳分開而平行，大約比肩膀稍寬，兩手自然垂放，微蹲，腰要鬆，胯要沉，且微微提肛。

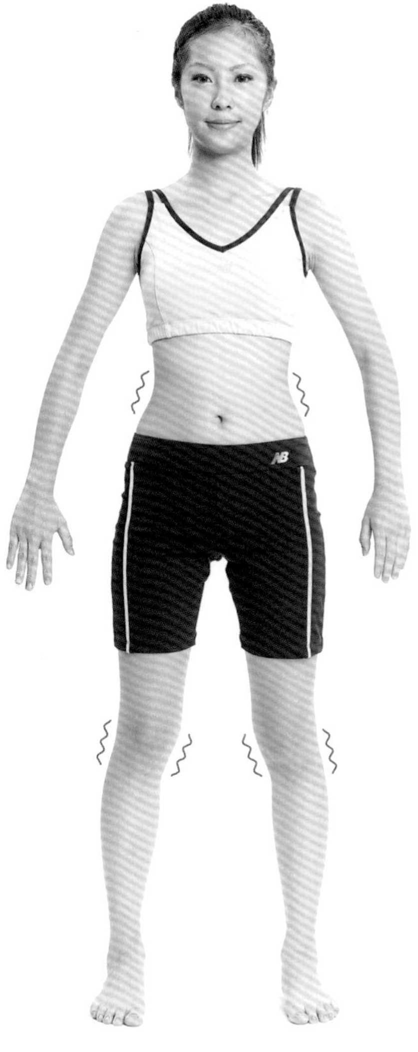

STEP 1

當持續站著時，每隔一陣子要渾身抖一抖，意即每一寸肌層都要微微由內而外的抖一抖。

2 七種軟運動

有時候劇烈運動會引發頭痛，尤其是偏頭痛。但中外許多研究都證明，適當的運動確實能改善頭痛發作的次數或疼痛的程度。特別是一個平常就不運動的頭痛患者，每周運動三次，每次三十分鐘，大約實行十個星期之後，他的頭痛次數可減到從前的一半以下。

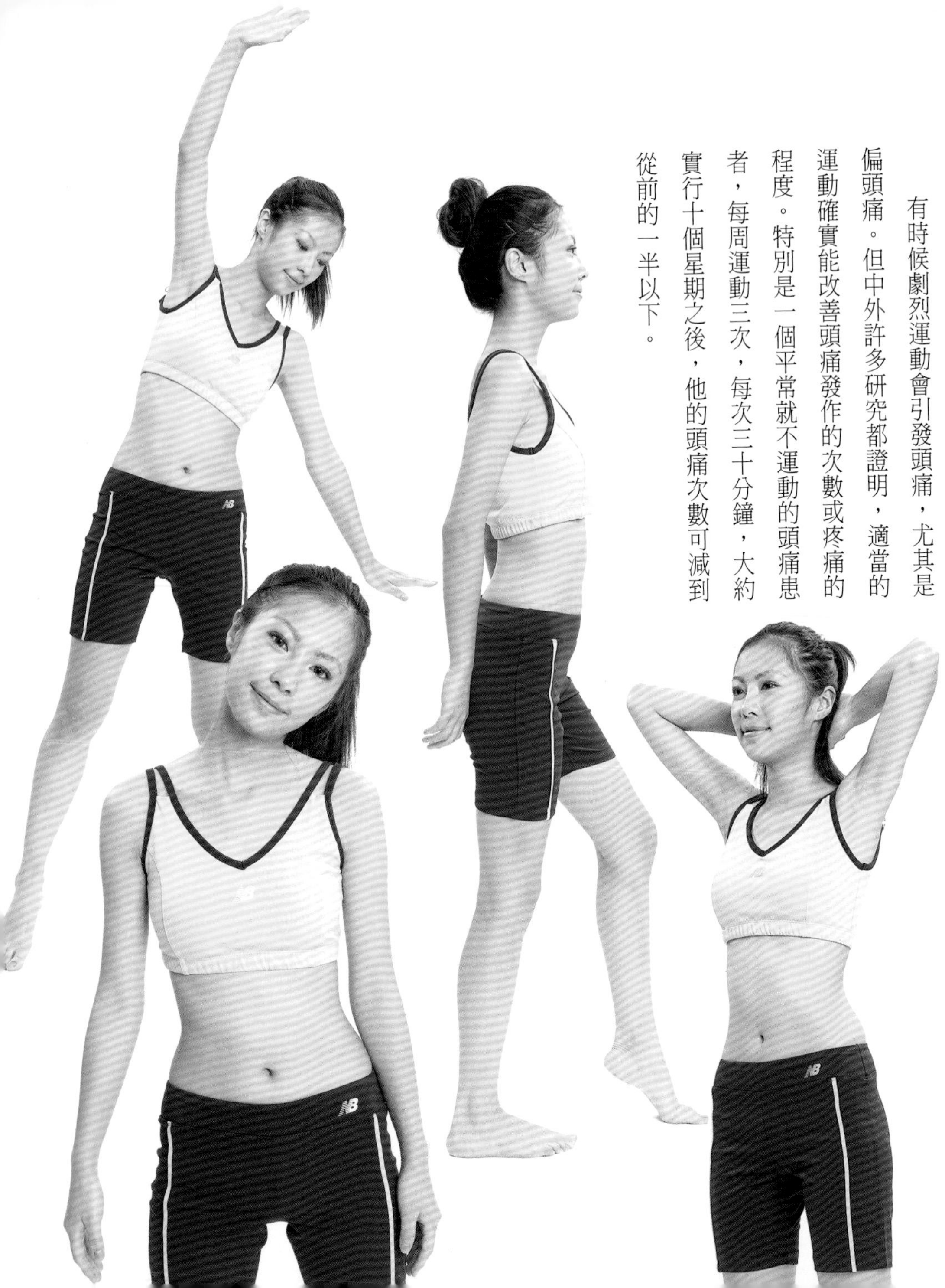

抱頭彎腰運動

功效

本式可幫助頭、頸椎及胸椎的循環。每天可隨時重覆多做幾次，不一定頭痛才做，消除疲勞很有用的哦！您馬上試試看，輕鬆一下，更有精神打拚。

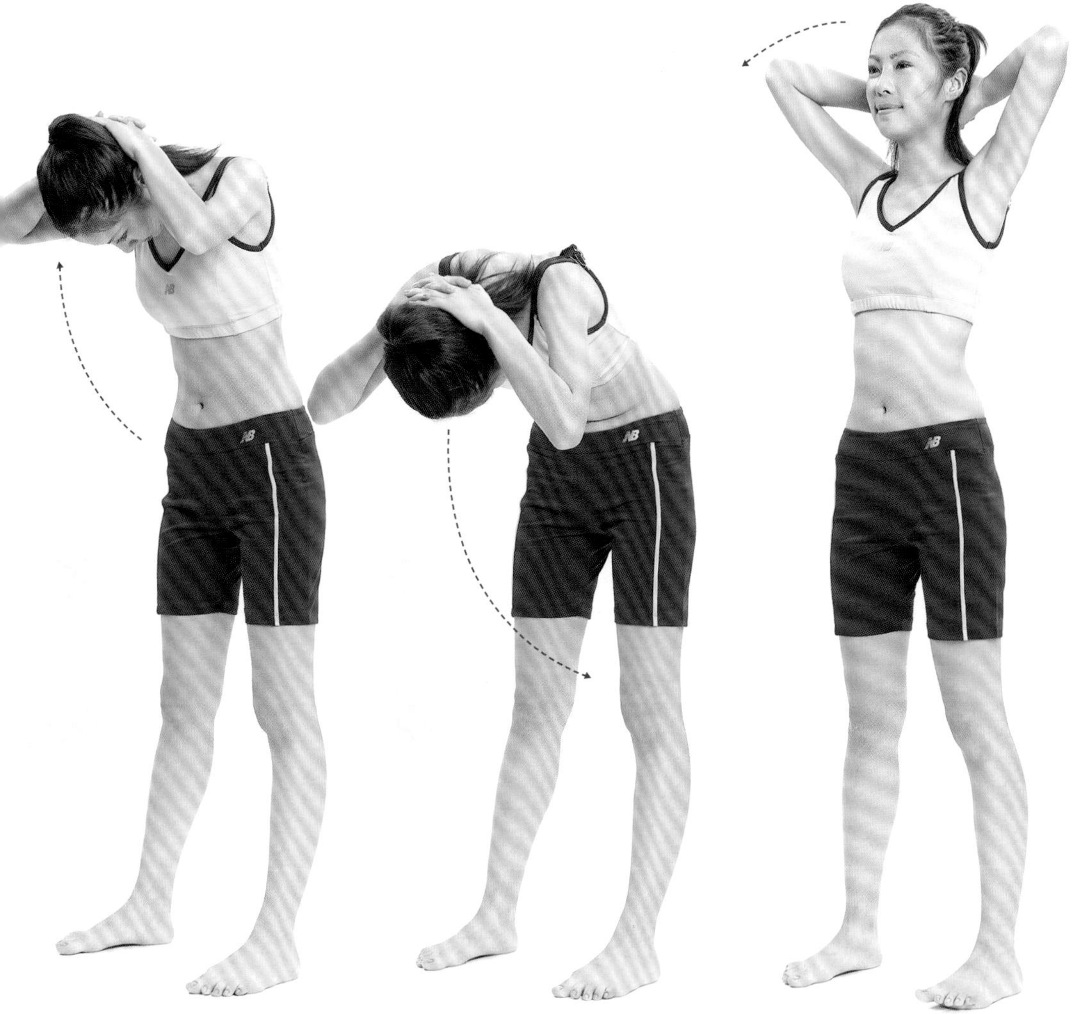

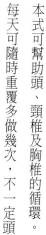

STEP 1

雙手手掌交叉相疊在一起，然後放在後腦袋。

STEP 2

抱頭慢慢往膝蓋中間彎下，彎到不能彎為止，同時慢慢由嘴巴吐氣，這樣可調整督脈、順暢整條脊椎的氣血。

STEP 3

起身時同時由鼻子慢慢吸氣。

原地自轉運動

功效

本式能使頭部的平衡機能更穩，使頭部側面及前後的循環變佳。

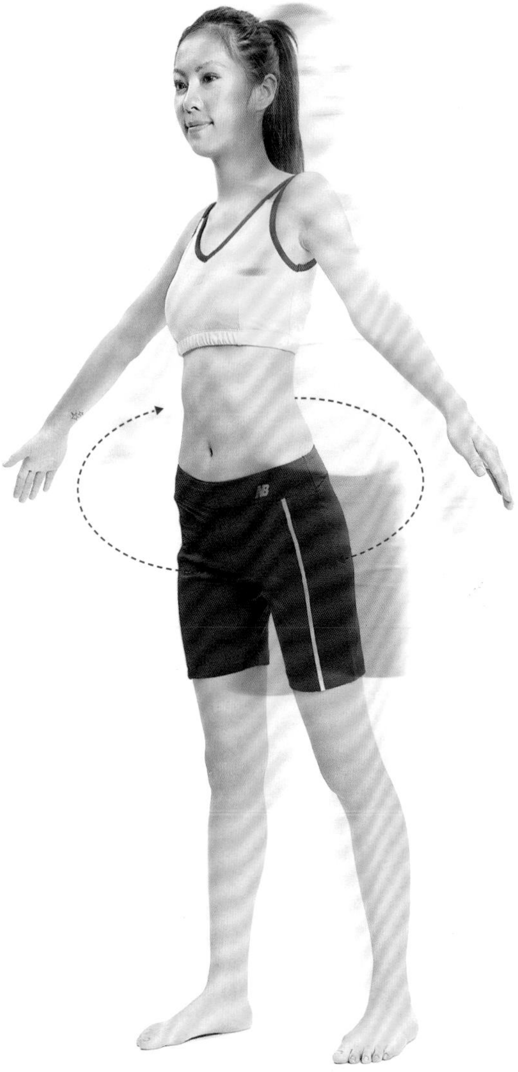

動作

身體在原地自己轉圈子，用一點腳尖帶著轉，好像陀螺一樣，男性先左轉九圈，再右轉九圈，女性先右轉九圈，再轉左九圈，因為男生的氣由左自右流動，女生的氣由右自左流動，所謂男左女右也。等到自己身體比較適應轉圈子，每次可多轉幾圈。

當您可轉很多圈，而身體不會有任何不適，那表示身心狀況進步了。而且越轉身體越輕盈，體內的許多系統都會自我調節與重整，好像逐步更新一樣。

搖頭晃腦運動

功效

可幫助解決常側頭痛、偏頭痛的人，或頭和肩頸都痛的人。

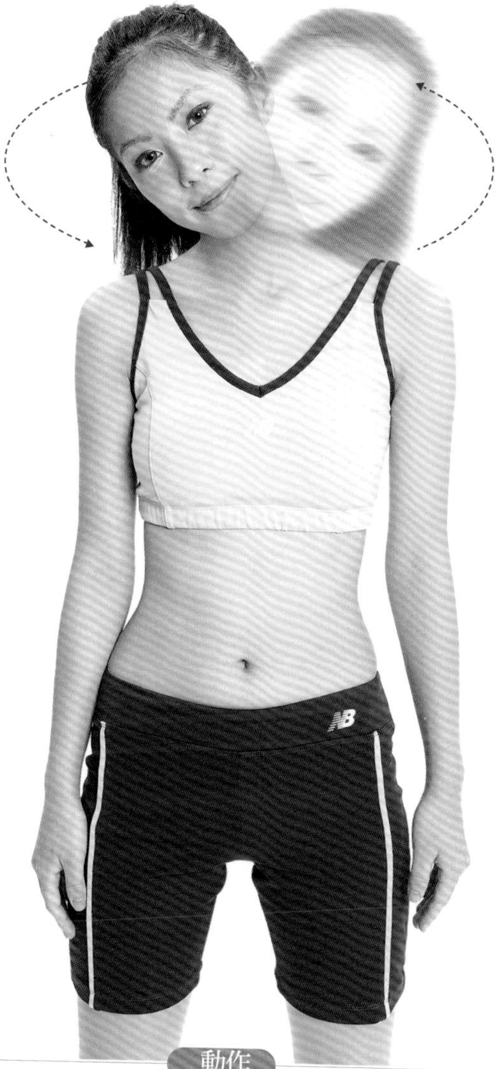

動作

把頭左右搖晃如鐘擺，每次搖晃三分鐘，一日數次。
當您常常搖頭晃腦時，動著動著，您會發覺連肩頸僵硬和痠痛都會逐漸鬆開了，甚至於連臉上的青春痘或斑點，都逐漸淡化或消失了，那是因為當我們搖頭晃腦時，會使頸動脈、臉部和頭部的循環都跟著變好。
千萬記住，不要將頭轉圓圈，容易有副作用。

側滾翻運動

功效

時常做側滾翻，可以幫助減少偏頭痛的發生。

因為身體的兩側，屬「足厥陰肝經」與「足少陽膽經」的循環路線管轄區域，在沒有發作側頭痛或偏頭痛時常做側滾翻的運動，可促進身體內外側的氣血循環，越做會越順，自然而然頭痛就減少了發生的機率。

記得做此動作前之前，要先暖身，使身體柔軟，並使用厚的塑膠墊，以免發生危險。

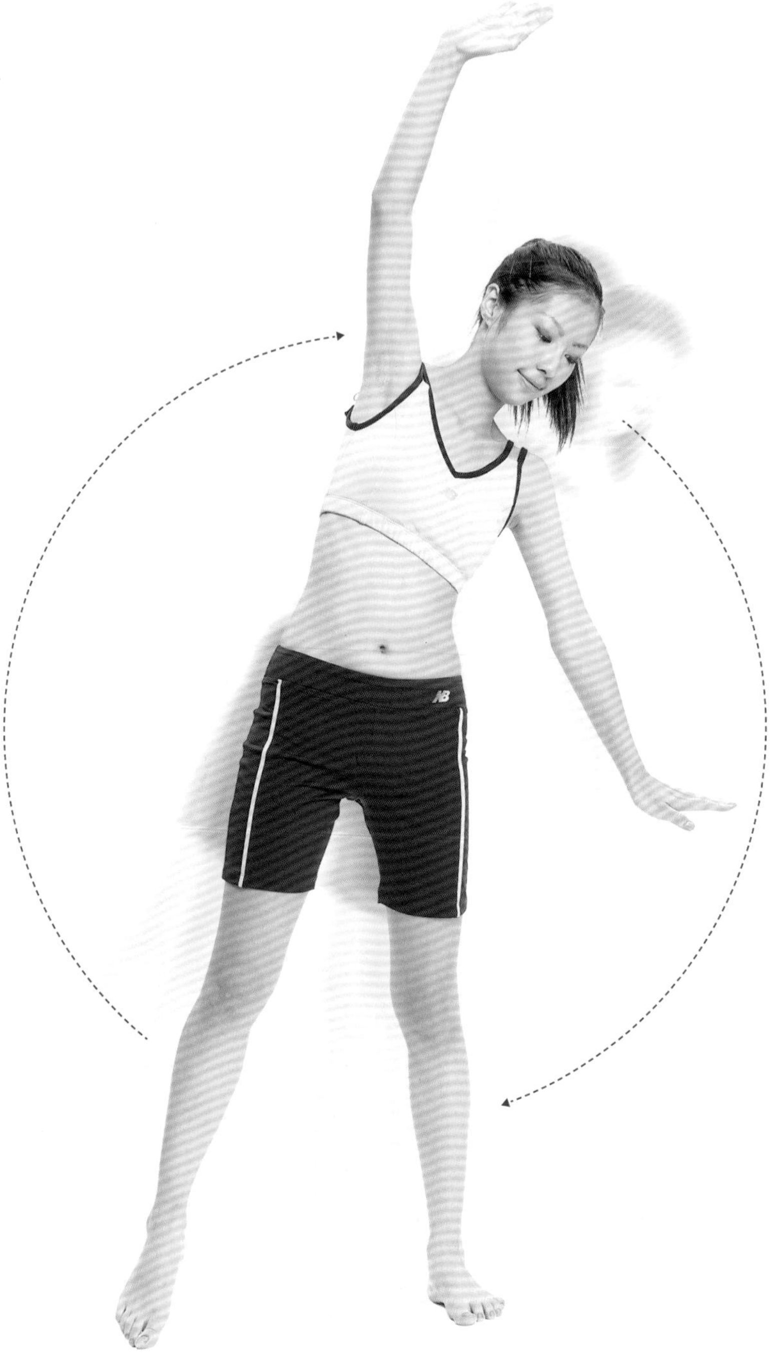

倒走運動

功效

可幫助解決頭會暈痛的人。

每日倒退走二十分鐘，能刺激小腦更加活絡，使神經系統的傳導與平衡更加穩定，並減低頭部的壓力。也有人認為倒退走，可幫助減肥與矯正駝背呢！

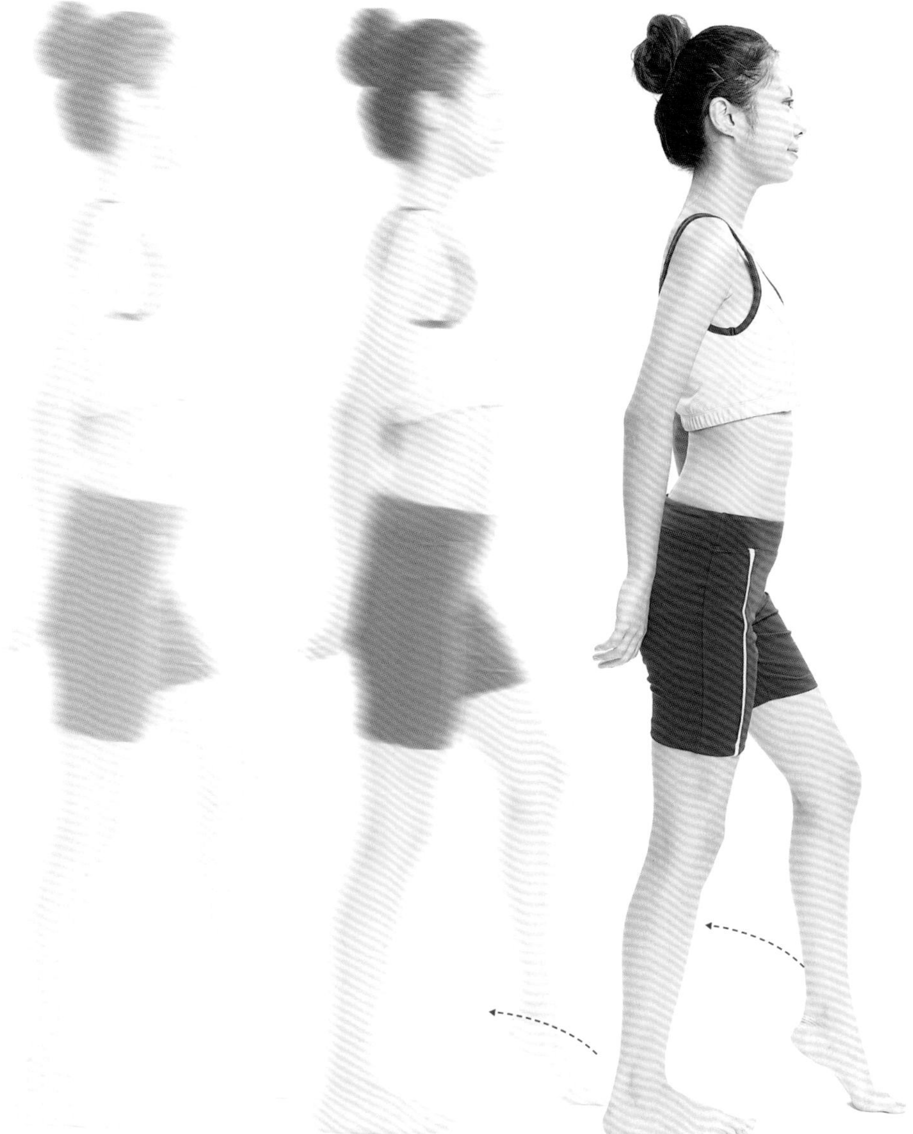

數字氣功運動

「123456吸氣…654321吐氣…」

這是我在練習氣功共振時，所體會出來一套非常簡單的運動內臟方法。

一般而言，大部分平常的運動，都是作用在皮筋骨較多，作用到深層內臟的運動非常少，如果有的話，可能都要大費周章，運動個半死才能達到這個效果。因此，我就想了一個法子，用最好記也最不費力的方式，就可以運動到內臟深處，何樂不為呢？

當您緩緩以鼻子吸氣時，就同時輕唸「123456」，但不發出聲音，或只出很

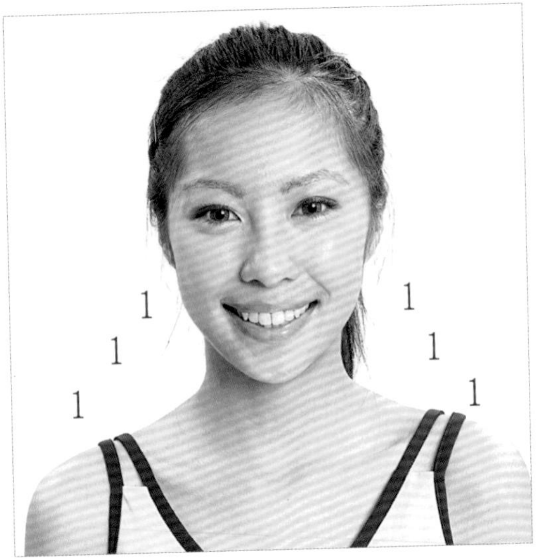

輕很輕的音量；當您緩緩以口吐氣時，就同時輕唸「654321」，同樣不發出聲音或只出很輕很輕的音量；如此重覆吸氣吐氣輕唸六個數字，達數分鐘之久。此時您會發現，怎麼好像每一內臟，都會規律地、有層次的運動起來，而且身體越來越感覺舒服。

這是因為當您專心以正確的口型唸這些數字時，胸腹部內的所有器官，包括心、肺、肝、胃、脾、小腸、大腸等都會隨著不同的數字跳躍，一會兒上樓，一會下樓，忽上忽下，什麼都運動到了，不亦樂乎？

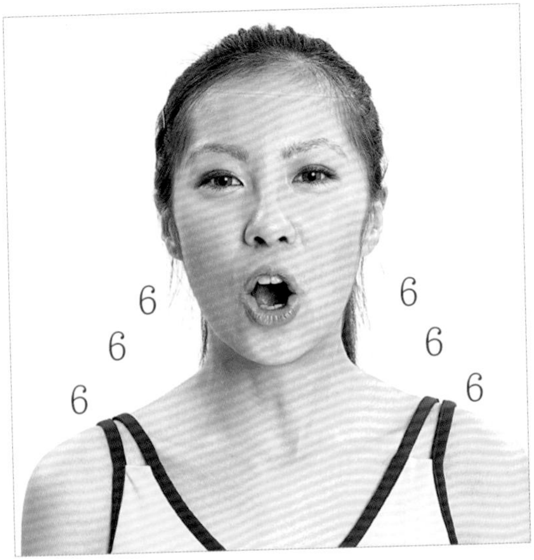

轉眼運動

睜眼及閉眼轉動左右各七圈，可立即增強視力與減少頭部的壓力，尤其對眼睛疾病所引起的頭痛特別有幫助，如眼疲勞頭痛、眼壓過高頭痛、眼鏡不適合頭痛等等。

轉眼珠時，頭不可跟著轉動。一天當中，可多做幾次。轉眼球的時候，尤其眼睛的四個角落要停留稍為長一秒，可使眼睛周圍的肌肉得到適當的運動，及促進周邊的循環。循環好，功能永遠正常。

幾個月前在有線電視節目中，看到有位日本棒球教練接受訪問，他雖然年近六十，但眼力還是非常好，看報紙不用戴眼鏡，而且幾乎都不曾頭痛，他說從年輕時打棒球時，就開始轉眼珠，隨時隨地都做，一心只想練好投球的眼力，沒想到一輩子眼睛及頭部循環都保持良好的狀態。

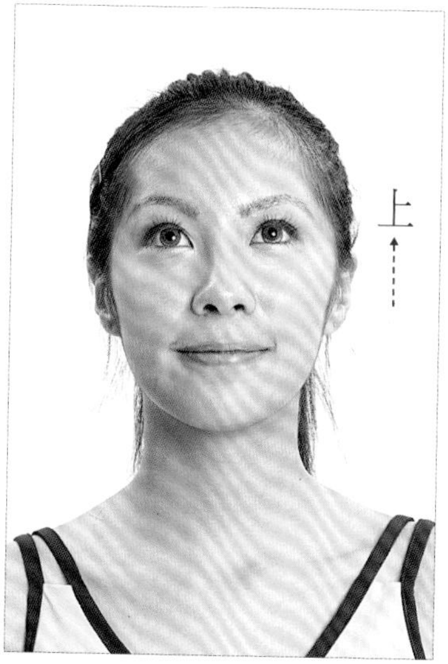

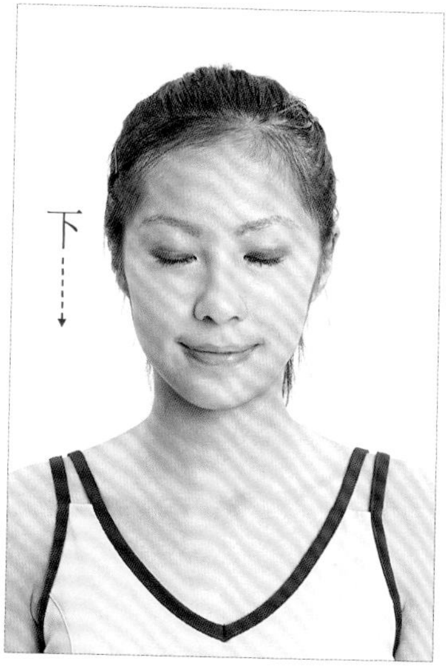

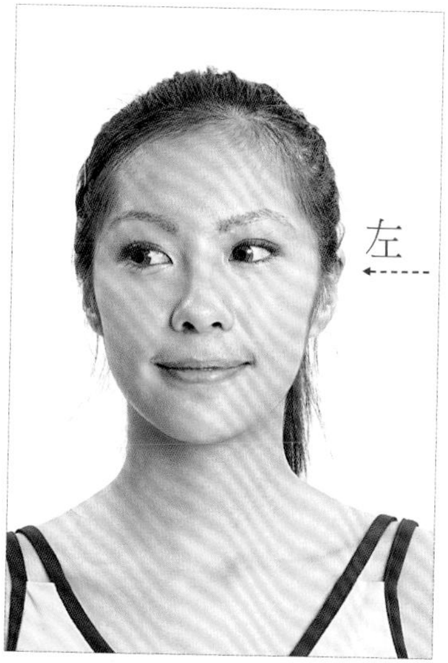

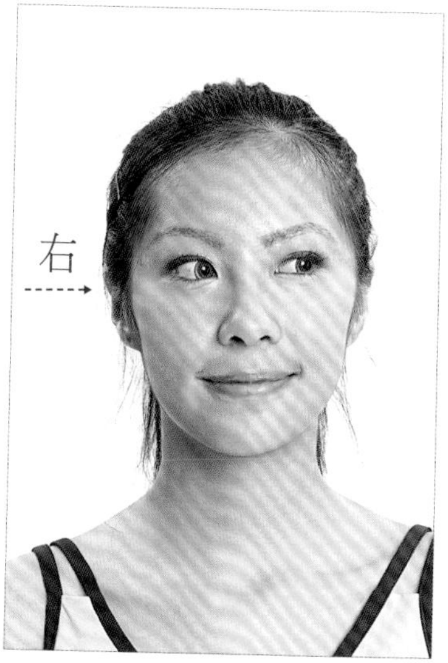

6

PART

頭痛的自然療法

自然療法採用天然物質作為治病的「藥」，
以增加身體抵抗力、免疫力，幫助身體回復健康狀態。
是屬柔性支持為主，而非烈性殺傷如使用抗生素、抗癌藥，
因此副作用不易發生，對人體先以「無害」為主。
自然療法，主要不在消除因身體不適而引起的表徵，即所謂症狀，
而是在尋找主要的病變根源，及組織間相互影響的關聯，
如中醫學所說「扶正祛邪」的意思，
是把人體自然抵抗力加強，直接去驅除疾病，
而非頭痛醫頭、腳痛醫腳，只顧如何去「邪」（病害）。
治療目的除了去除病變，更在徹底解決問題，
使身體回復全面性的健康。

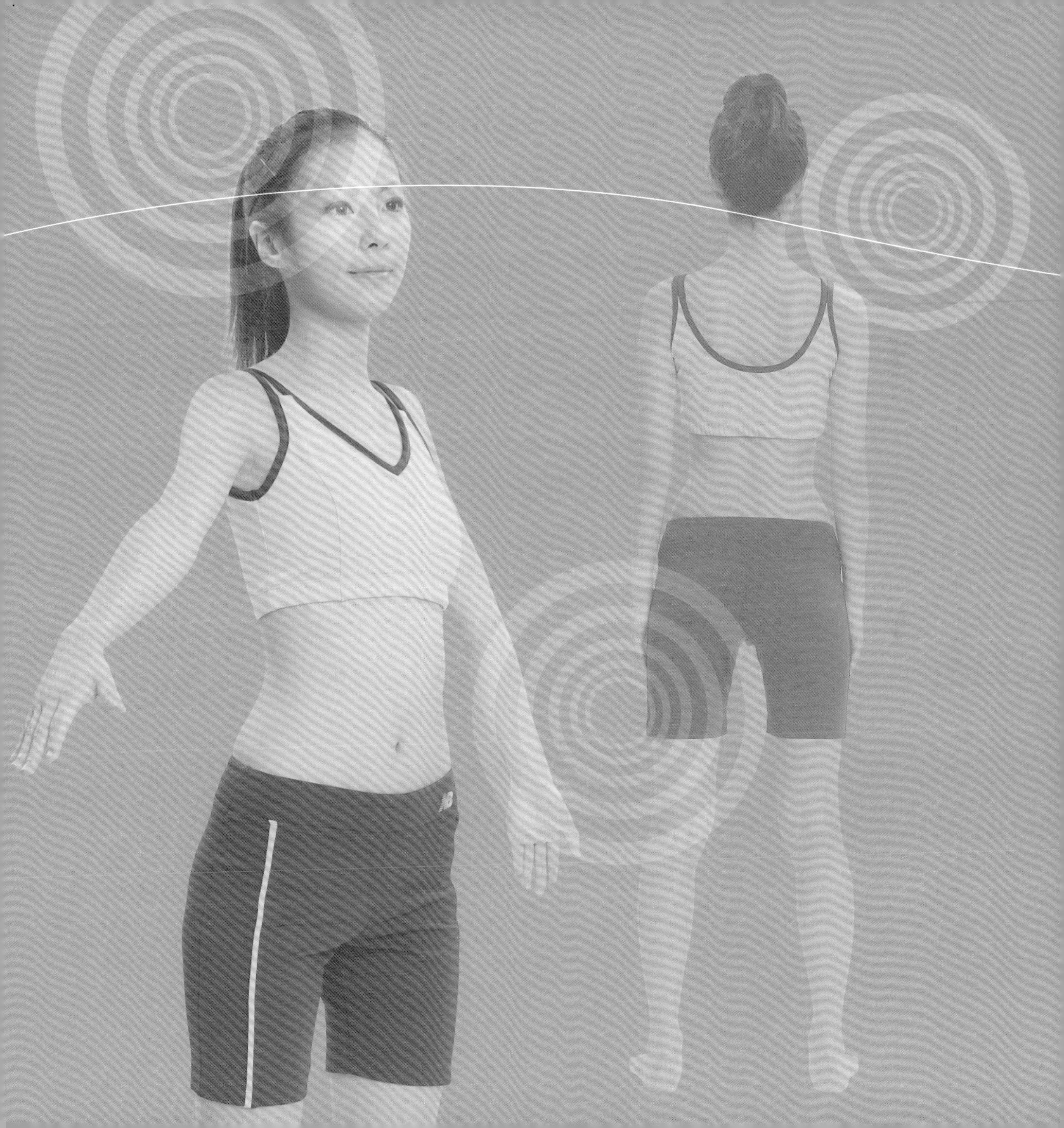

1 手指甲角放血

當頭痛、煩躁、身體發熱或發炎時，我們可在手指或腳趾周圍的穴位，如在大拇指的三商穴（三處穴道）或腳大趾趾甲角，均以採血片淺刺皮膚，使容易擠出二、三滴血，因為這些身體末端的穴位，都有導出體內過多的氣血的作用，自然頭痛就不見了。

三商穴

位置

在大拇指指甲旁，為老商、中商、少商三穴之合稱。

老商穴位於拇指尺側，目視是在自己左大拇指在指甲角左下緣，距指甲根○．一寸。

中商穴位於拇指背側正中，目視是在自己大拇指在指甲角正下緣，距指甲根○．一寸。

少商穴位於拇指橈側如目視自己左大拇指在指甲角右下緣，距指甲根○．一寸，左右各有三穴。

◎**主　治**：流行性感冒、高燒、頭痛、喉嚨痛、扁桃腺炎、腮腺炎等等。

◎**按摩法**：以手指向下按三十秒後放開，再重覆幾次。

◎**針灸法**：直刺○．一至○．二寸，或點刺出血，禁灸。

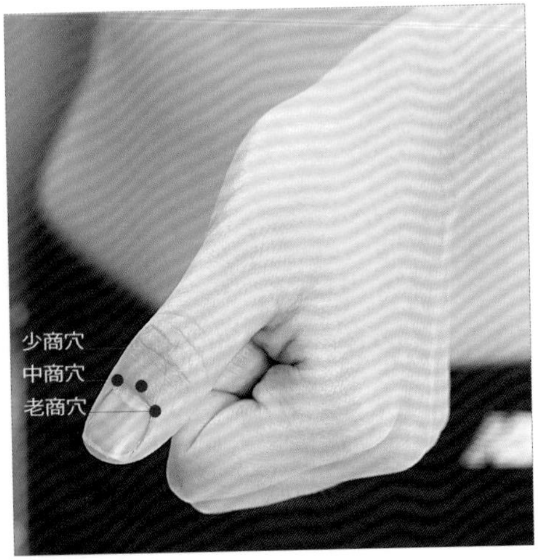

2 臍療妙方

身體虛弱且常頭暈痛的人，可用艾灸肚臍法來改善。大便常水水的且頭暈痛的人，可用鹽巴敷臍。

艾灸肚臍法

用五個迷你小艾粒，在肚臍的上下左右及肚臍中間，各擺一個以火點之，五個艾粒同時燃燒，其中所蘊藏的熱能量，會逐漸改善身體氣血循環。每星期做三次，十次為一循環，三十次為一療程。

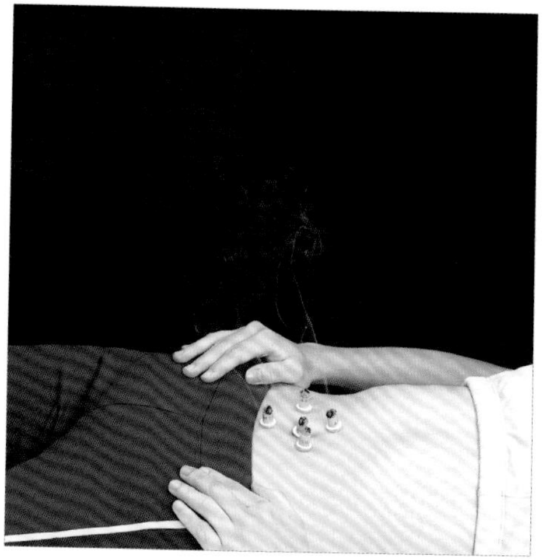

鹽巴敷臍法

一碗量的食鹽，放入炒菜的鐵鍋，不用油，開火，乾炒鹽巴，炒至鹽巴稍為焦黃，再以厚布包裹，此時鹽巴含很高的溫度，稍後以肚臍皮膚可接受稍高的溫度，敷在臍上三分鐘，此時鹽巴所含熱量會溫暖腹部所有器官，間接旺盛內臟的機能，使身體轉弱為強。每星期做二次，十次為一療程。

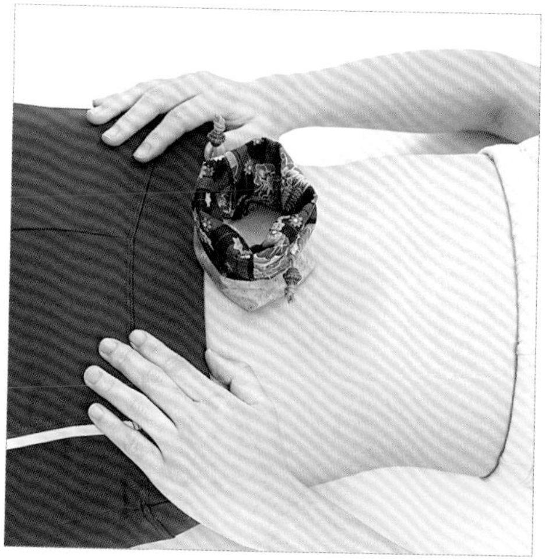

3 拔罐

拔罐法，以竹罐、玻璃杯或塑膠等容器為工具，利用燃燒或簡單機械抽離的手法，排出罐內空氣，形成負壓，使罐子能吸附在皮膚或穴位上，造成「郁血」現象（瘀血鬱積之氣透出皮膚）的一種療法。有行氣活血、祛濕逐寒和消腫止痛的作用。

拔罐種類

竹罐

直徑三至七公分，高約八至十公分，上端開口，下端留竹節作為罐底，打磨使之光滑備用。在古代較多使用，主要是取材天然、輕巧且不易摔破。目前可能在竹藝品店才買到。

玻璃杯

容易取得，大小有較多種的選擇，且材質透明，在使用拔罐法時能直接看到拔罐部位的充血程度，便於隨時掌握情況，缺點是容易摔裂。

塑膠拔罐器

將瓶口覆蓋在皮膚上，再用手指拉拉柄數次，直接將罐中空氣抽光，形成負壓 造成充血現象。其優點是使用起來非常方便且安全，缺點是用久了，此類塑膠材質容易有細小雜紋或龜裂。此種器具可在中醫醫療器材店，或中醫書店買得到，如台北市重慶南路書店街之大方書局、志遠書局等，價格不貴。

哈慈五行針拔罐器

此乃大陸所發明之一種特殊拔罐器，在拔罐杯中有一具有

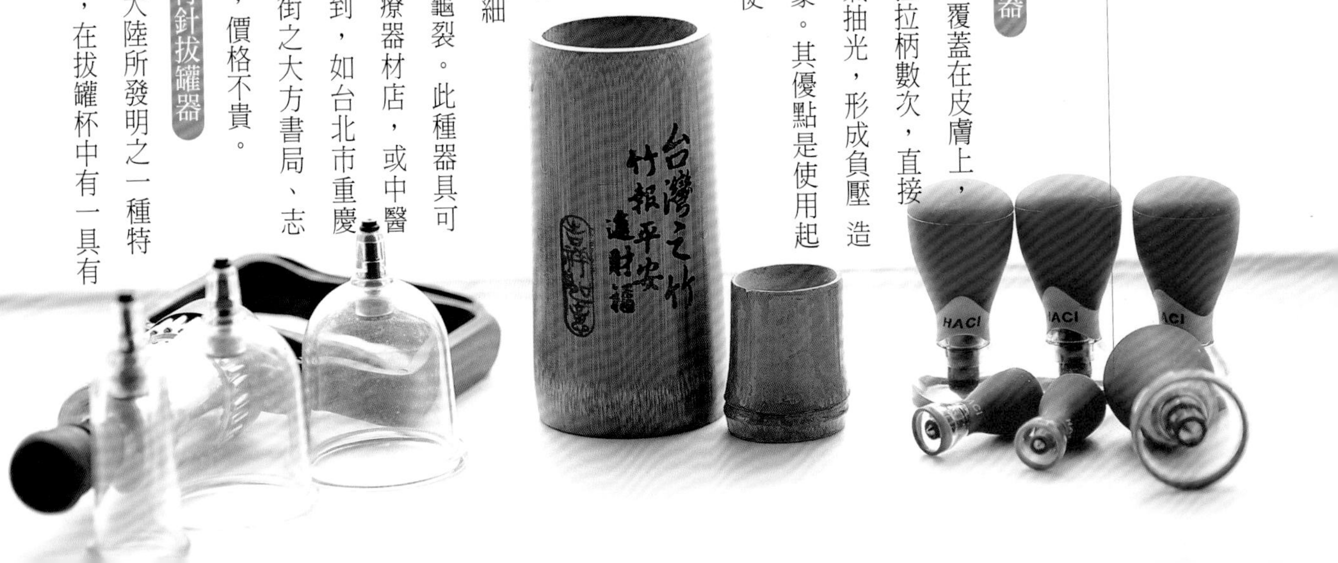

磁性的尖狀物，杯上則是像一個小汽球的塑膠空氣吸力物，操作很簡單，只要將小汽球捏緊，將杯口往皮膚一罩，就可吸附在穴位上，除了一般拔罐的效果，又多了像針刺激的尖狀物，故稱哈慈五行針。廠商所謂安全且無針的針灸拔罐器。

拔罐手法

投火法

將點燃的酒精棉球，投入罐內後，迅速將罐子罩在施術部位。本法只適用於側面橫拔，否則燃燒的棉球落下，會燙傷皮膚。患者採坐姿，微挺胸，在背部施之。

閃火法

用鑷子夾住沾有酒精的棉球，點燃後在罐內稍微繞一下，立即抽出，再火速將罐子罩在穴位上。

直接吸附法

如上述塑膠拔罐器或哈慈五行針，直接將杯口罩在穴位上，以拉柄抽氣或汽球抽氣而吸附，使皮膚充血。

拔罐該注意哪些事？

對於頭痛的朋友，建議同時使用三個罐子，分別罩在後頸根（大椎穴）、第五胸椎下（心俞穴）、第九胸椎下（肝俞穴），每個約吸附五分鐘後，在罐口的邊緣稍用手指一掐，即可使罐子脫落。如此可馬上調節頭頸、心肝等系統，使之順暢。

不同年齡、性別、身材及部位，選用適合、不同口徑的罐子。每隔三至五日施行一次，要將罐子拔緊，才能產生效果。

拔罐後皮膚會有青紫充血現象，正常狀況下幾天就會消失，若超過一星期以上皮膚瘀青狀況一直未消除，那表示此患者氣血皆虛，氣不足以推動血液快速的新陳代謝與修護，要趕緊找中醫師調理血氣。

倘若，皮膚上出現小水泡，身體幾天就會吸收掉，千萬不要弄破。若是出現大水泡，則用消毒後的針刺破，將泡內液體導出，再用紫藥水擦拭消毒。有水泡通常代表此人體內非常潮濕，體液代謝差，痰液過多。

注意，拔罐屬於「瀉法」，身體虛弱、心臟病、孕婦、皮膚有傷口、水腫及容易出血者，不宜使用拔罐法。

4 智慧線指壓

通過手掌心智慧線的按摩指壓，亦可立刻改善頭痛。通常每個人的智慧線，會從食指下延伸至無名指下，每一段的反應器官也都不一樣，因此當我們按壓或用其他工具刺激時，所作用到的頭部部位也不同。

食指下的智慧線

前三分之一是小腦、延腦及腦神經第九、十、十一、十二對反射區（舌咽神經、迷走神經、副神經、舌下神經），按壓此段可幫助疏解在後腦的頭痛。

中三分之一是枕葉反射區，按壓此段可幫助疏解在後腦枕骨周圍的頭痛。

後三分之一是顳葉反射區，按壓此段可幫助疏解在側腦的頭痛。

中指下的智慧線

乃頂葉反射區、橋腦反射區、腦神經第五、六、七、八對反射區（三叉神經、外展神經、面神經、聽神經），按壓此段可幫助疏解在在頭頂部的頭痛，或兼有臉頰痛的頭痛。

無名指下的智慧線

乃額葉反射區、中腦反射區、腦神經第一、二、三、四對反射區（嗅神經、視神經、動眼神經、滑車神經），按壓此段可幫助疏解在在額角頭痛，或感覺是眼窩後方的頭痛。

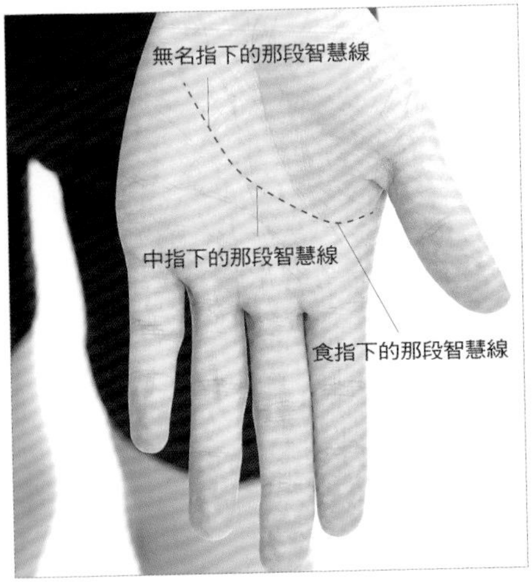

5 小棒槌輕敲法

大陸著名電影「大紅燈籠高高掛」，當員外選中那一房嬌妻要行房前，就會支使僕人為其妻妾以小棒槌輕敲其腳底，透過腳底的按摩刺激，使身體氣血暢通，筋骨柔軟，以便侍候大老爺。

事實上，如今街上到處都可看到腳底按摩店，大家都會想要輕鬆一下。只不過有時候不是那麼方便去店裡，或者考慮到自己的荷包，因此在這兒介紹小棒槌，可以自行敲敲腳底，或請家人朋友幫忙，還蠻方便與管用的。內經曰：「病在上，則治下。」腳底血液循環變好，頭痛自然就不見了。

小棒槌的一端是塑膠凸狀物，也可用來輕敲後腦，那輕微的共振，感覺上亦可馬上促進頭部的循環。我常常邊看電視新聞邊敲腳底與後頭部。

倘若沒有這種工具，用自己的拳頭來敲也行。

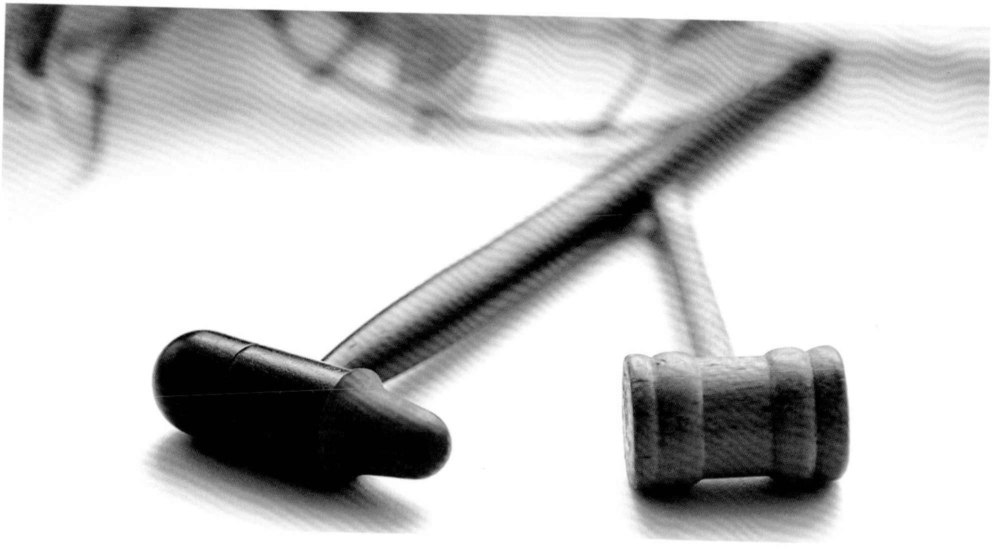

6 按壓法

五方位按壓

在頭部大約東、南、西、北、中央的位置（頭頂心、前後髮際正中、左右耳上緣）施以按摩指壓，可以馬上改善整個頭部的循環，進而減少頭痛的程度或發生。

假如頭痛得厲害，可在這五方位各拔一根頭髮，能立即疏泄過盛的陽氣，達到緩解的效果。

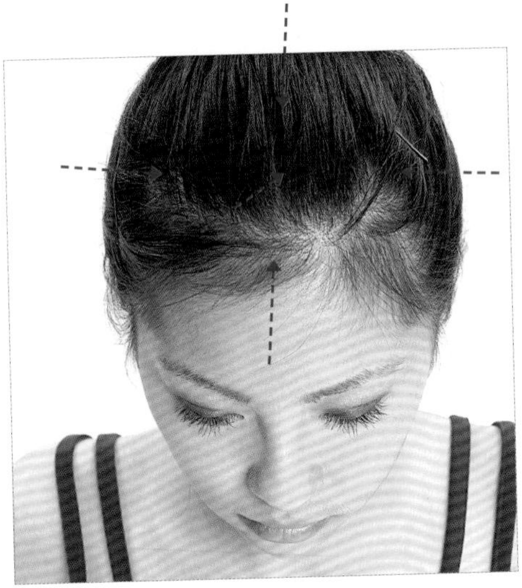

眼眶按壓

內經曰：「五臟六腑之精氣皆上注於目」，如聯繫目系的經絡有足厥陰肝經、手少陰心經、足陽明胃經、足少陽膽經，而到達眼睛周圍的經絡有任脈、陰蹻、陽蹻、足少陽膽經、足太陽膀胱經、手太陽小腸經、手少陽三焦經，因此當我們體內有任何系統的問題時，在眼睛的周圍都會有瘀滯的循環，所以在眼眶的內外找到

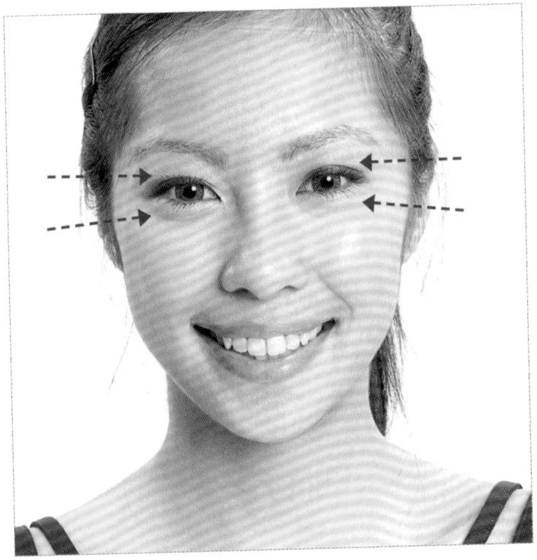

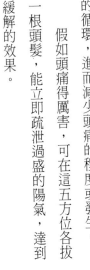

「痠或痛」的區域，加以按壓三十秒三分鐘，就可立即疏解頭部的不舒服。

耳輪摩擦

左右手以手掌蓋住左右耳朵，同時由前往後繞圈子按摩耳朵邊緣（耳輪）五至十分鐘，每日數回。如此，可促進全身的循環變好，減少頭痛的發生。另外，像晨起時還沒起床時，先按摩耳輪一下，起床後就不會感冒了

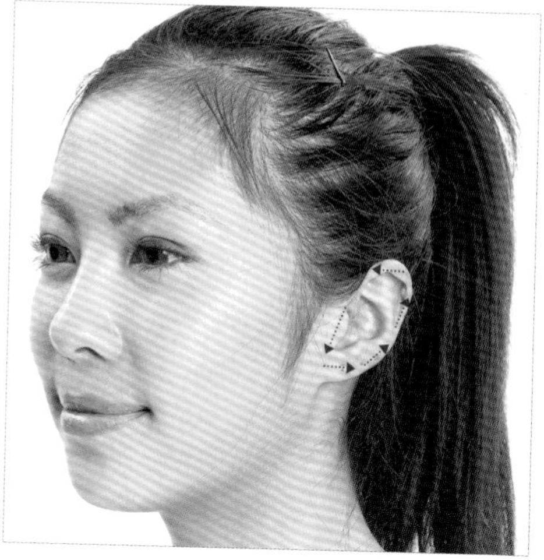

三角按壓

許多前輩在臨床的體驗中，發現使用身體上的三個角來針灸或按摩時，可形成一個特殊的治療能量區，好像能迅速達到療效，因此我們可在以下許多三角點施以按摩，來改善我們的頭痛。

＊人中＋兩手虎口：強心增氧並止痛。

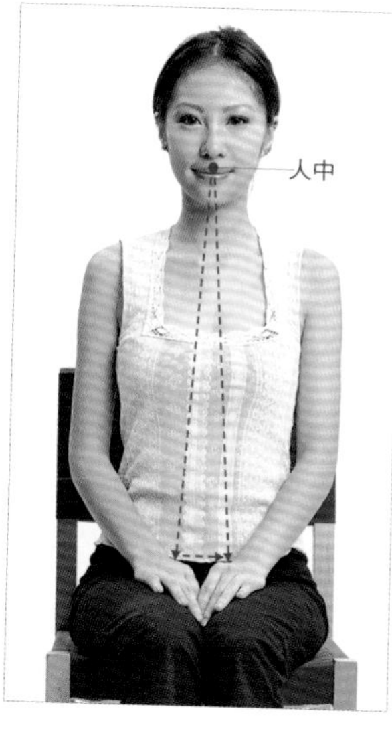

＊頭頂＋左右腳底：可助調降血壓高。

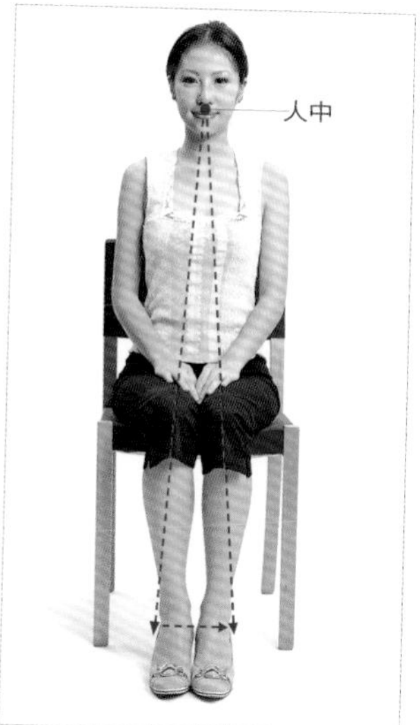

＊胸口＋左右手心：強心增氧助循環。

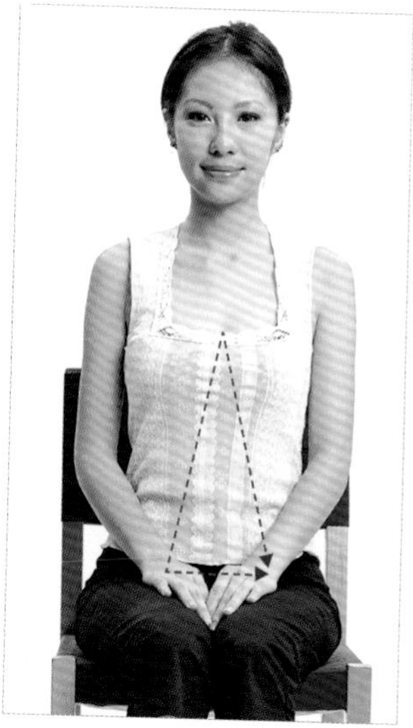

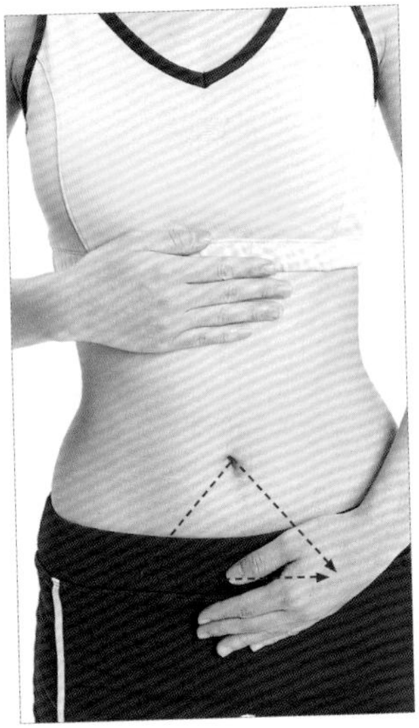

＊肚臍＋左右下腹：消化食物解脹氣。

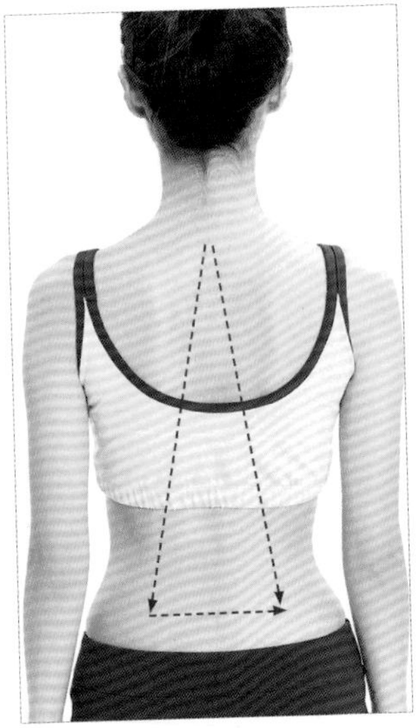

＊後頸根＋左右後腰：調頸疏背兼鬆腰。

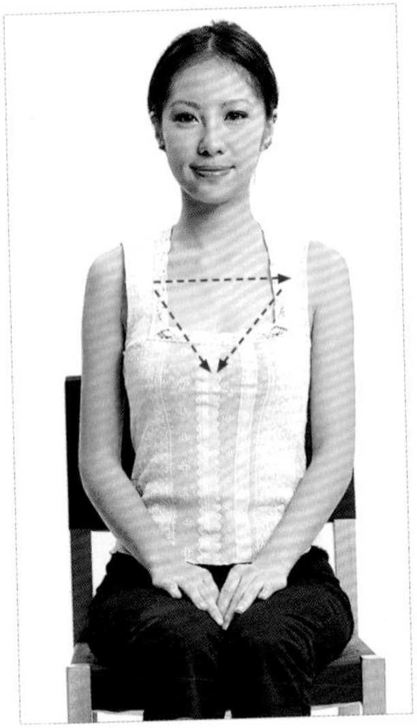

＊胸口＋胸部左右上角：可助心肺功能，促進腦部循環。

大拇指、腳大趾

大拇指、腳大趾都是頭部所有器官最主要的反射區，因此若是常常按壓大拇指、腳大趾的每一寸肌膚，就能刺激頭部各部位的血液循環或運作，自然而然可改善頭痛和頭暈的情況。

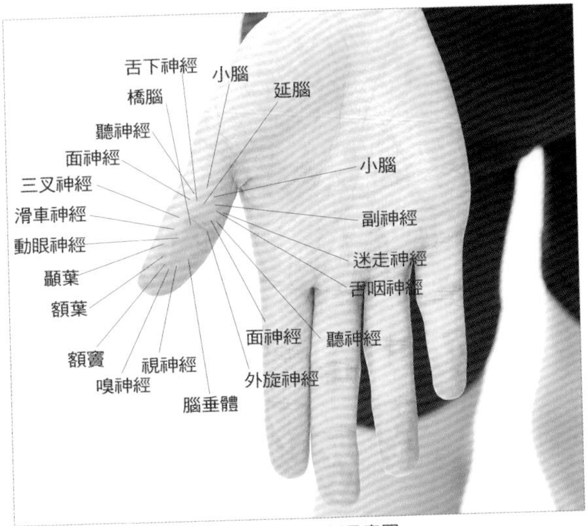

■ 右拇指反射神經示意圖

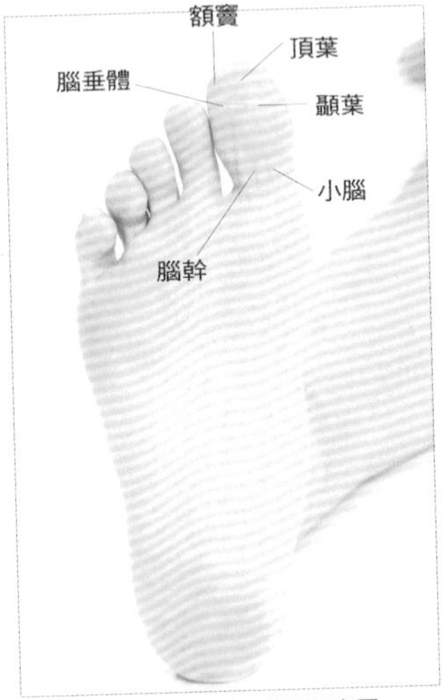

■ 腳大拇指反射神經示意圖

7 靜坐

有位好朋友某日跟著旅行團去西藏旅遊，他說剛到西藏地區就已感覺缺氧，越往裡走，高度越上升，空氣更稀薄，氣壓就愈低。為了使血液中含氧量維持人體所需，必須增加紅血球的數量，但人體自動增加紅血球之含量，需要一星期或十天半月才能適應的，但旅遊團每天的行程都不一樣，而且從這個點到另一個點，移動的很快，且是愈往上爬高，結果「整天頭痛」，整個頭好像快要爆炸一樣，所有高山病的症狀也一一出現，如：嘔吐、耳鳴、呼吸急迫、食慾不振、睡意朦朧、感覺遲鈍、情緒不寧、思考力記憶力減退等，不管塗抹什麼精油，或吃止痛藥都沒用，最後他想起「打坐」，只要一靜坐，頭痛就馬上減輕，其他毛病也沒那麼嚴重，可見靜坐真好用。

不管什麼樣的靜坐，只要是正派的、專注的、放鬆的、自然的、沒有雜念的，都能幫助頭腦的傳導更加順暢、長遠與穩定，達到養心安神、長壽青春的功效。因為人的心只要真的能靜下來，呼吸就會平穩而深長，氣血推動順暢，自然而然體內各個系統的協調，就會輕鬆達到該有的功能。

想像每一吋肌肉都放鬆了

我自己最常做的方式：採坐姿，雙腳自然盤坐，上半身挺直但不僵硬，眼睛半睜半閉，舌頭往上抵在上牙齒之後，雙手合掌在胸前，以鼻子緩緩吸氣、吐氣，呼吸越慢越長越佳，所謂氣如一絲但源源不絕。

腦筋裡什麼都不想，倘若一開始練習時，思緒多如波濤洶湧，就只專心想一個「鬆」字，從頭到腳，把每一寸肌膚都想像放鬆了，接著皮肉筋骨真的變柔軟了，不再僵硬，不再有那邊會卡住。

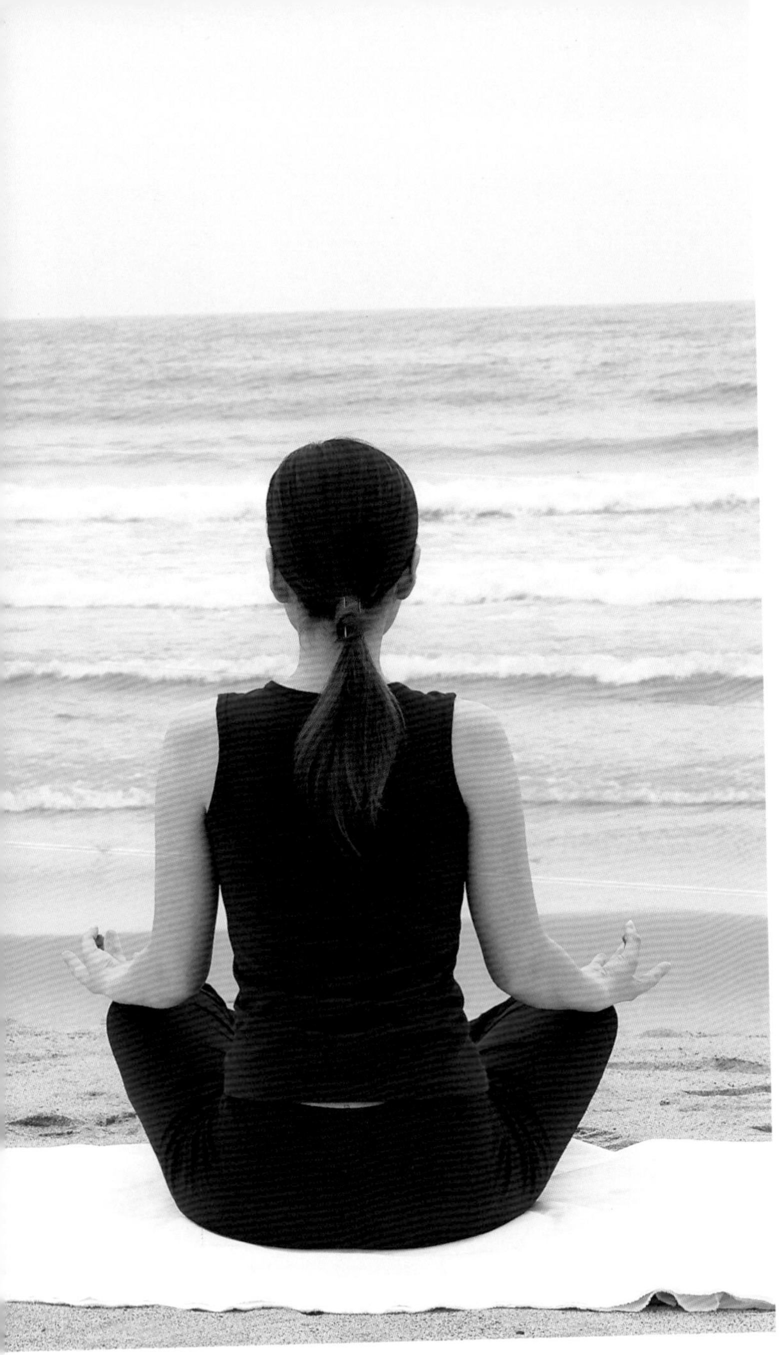

一呼一吸之間，慢慢地全身會逐漸發熱起來，體內微循環越來越好，手心腳心都會覺得熱熱的，所謂通體舒暢，所有的毛病都會如釋重負，病病痛痛自然就消失了。

每次大概坐三至十分鐘，只要心靜下來，不是剛吃飽的狀態，隨時隨地可靜坐。不需靜坐整晚或整夜，或超過半小時以上，因為人體的腿部和腰背坐太久都會循環不良。

等您靜坐練出心得，躺著、斜靠著或站著，任何一個姿勢都可以做呼吸吐納與放鬆自己，有人曾說百分之九十九的疾病，都來自情緒或微循環不佳，靜坐能確實改善這兩個問題，不就所有毛病都能不藥而癒了。

8 梳頭

手指梳法、牛角梳法、木梳法等，各種材質均可，每一種材料有其特色和優點，只要是粗圓寬大一些，不會刮傷頭皮就行。

每日由前往後梳整個頭部三次以上，大約每區梳三十六次以上，即可迅速改善頭部循環，減輕任何一種頭痛。甚至於可促進頭髮的再生，減少白頭髮的出現呢！

中醫名著《素問》的脈要精微論說：「頭者精明之府」，所謂形統於首，頭部和人體內各臟腑的功能，都有密切關係，一九七一年中國針灸學家焦順發又發明了頭針療法，從針灸的臨床發現，我們的頭皮，密密麻麻分布了各種反射區，如：運動區、感覺區、足運感區、舞蹈震顫區、血管舒縮區、言語區、運用區、視區、平衡區、胃區、肝膽區、胸腔區、生殖區、暈聽區，可調整及治療身心多種問題。

現代醫學對大腦皮層功能定位的理論與應用，也做了許多研究與分析，認為在大腦皮層相對應的頭皮反射區，加以針刺或其他刺激，對治療某類的中樞神經系統有一定的療效。所以，經常頭皮梳理或按摩，必定可達到良好的結果。

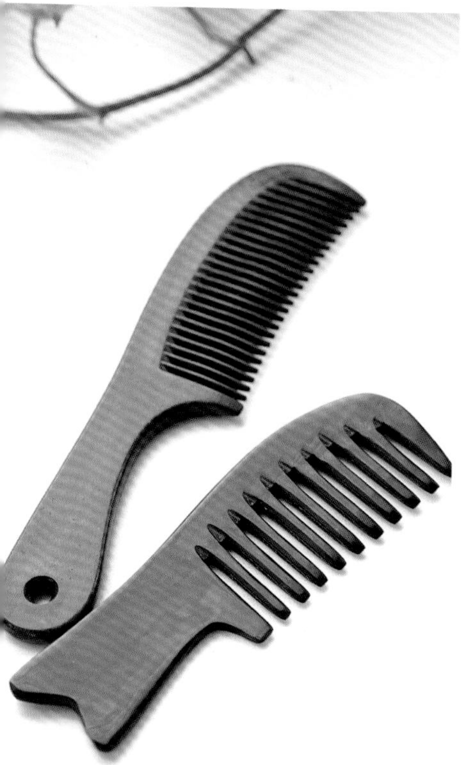

9 涼油擦、揉、吸入法

可用清涼的精油（精風油、萬金油、白花油、綠油精等）迅速疏解頭痛的程度。這些精油都有令人涼爽，及疏導氣血的作用，塗抹部位如下：

❶如塗抹在太陽穴（外眼角再往外一指寬處）。

❷塗在左右的額角（頭維穴）。

❸後頸根（後頸與肩膀交接處，即大椎穴）。

❹頭頂（百會穴，左右耳朵對折後，兩耳朵尖端連線之中點處）。

❺直接將鼻子湊近聞其氣味。

❻塗在腳大拇指（頭腦反射區）。

因為在頭痛時，身體過多的能量與熱氣，都會竄升至頭、頸部；這些部位都有解熱退火的作用，且清涼油類有疏散、降溫及消炎作用，煩熱散了，就好得快。注意，心肺功能弱者，不可抹太多涼精油，會導致發冷顫抖且呼吸困難。

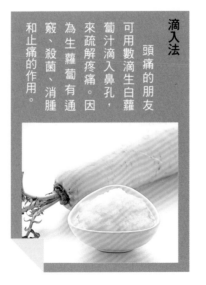

滴入法

頭痛的朋友可用數滴生白蘿蔔汁滴入鼻孔，來疏解疼痛。因為生蘿蔔有通竅、殺菌、消腫和止痛的作用。

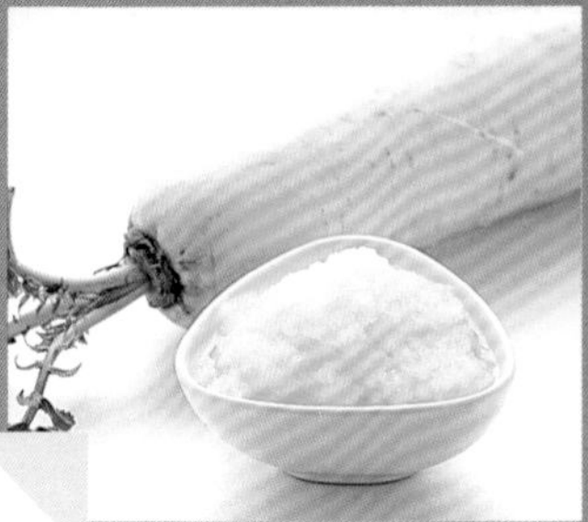

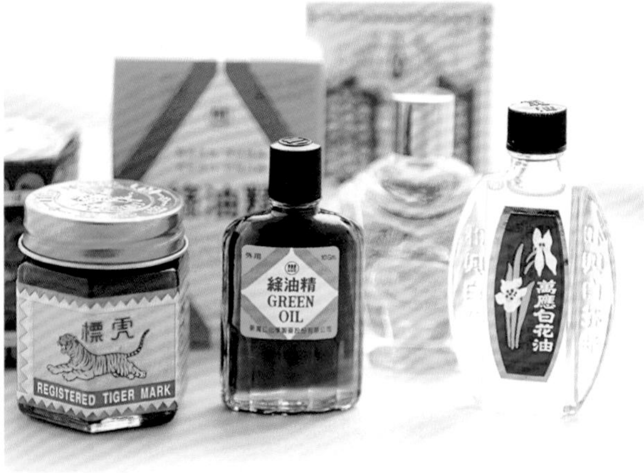

10 蔓荊子枕頭

不同材質和不一樣內容物的枕頭，都會影響頭部的循環或睡眠，古人說「高枕無憂」，但現代科學研究發現，支撐頸部的枕頭要剛剛好，才不會睡不好，甚至發生長頸骨刺的問題。

玉枕與瓷枕較為冰涼，適合夏日或燥熱的人來使用。鏤空的籐枕，有彈性且透氣，但業者往往做得過高。高級泡綿做的枕頭，支撐不錯，但可能較為悶熱。前不久流行茶葉枕、綠豆枕、蘭草枕等，雖然氣味芳香，但似乎不是那麼實用，用久就有一些碎片。

我自己長久以來都使用「蔓荊子枕頭」，外面用一般的棉質枕頭套，內裝中藥種子蔓荊子，由於這樣的種子大小如珠，放在枕頭內，既可配合頸部及頭形來做最適當的支撐，軟硬適中，不致於過高或太低，而且蔓荊子本身就有治療頭部的作用，所以睡起來非常舒服。

蔓荊子，為馬鞭草科植物單葉蔓荊（Vitex rotundifolia .LINN.）或蔓荊（V.trifoliaLINN）之乾燥成熟果實，其性平，味苦、辛，能疏散風熱，清利頭目。主治風熱感冒，正、偏頭痛，齒痛，赤眼，目睛內痛，昏暗多淚，濕痺拘攣。

蔓荊子可以在中藥房訂購，只要在太陽下曬幾個小時，就可裝入枕頭內。每一季或好天氣時，再拿出來曬一曬就可以用很多年。使用了半年一年後，倘若覺得藥氣不夠，可以馬上再更換新的蔓荊子。

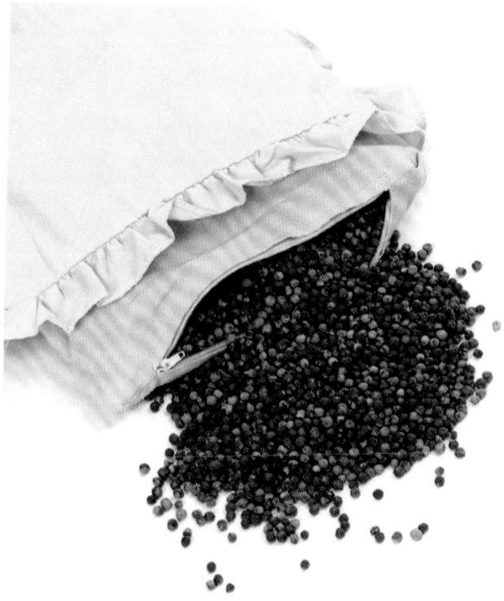

附錄

便利商店食療妙方

便利商店中有各種茶品飲料，雖說比不上家裡自己泡得濃，但因到處林立取得非常方便。膽固醇或體內脂肪較高的朋友，肉類、肉湯吃多一點，就會引發頭痛。此時不妨趕緊到便利商店買些飲品，馬上會覺得輕鬆起來。

便利商店中飲料花樣繁多，每一種飲料因品種製法不一樣，就有不同的作用，俗話說「早茶提神，午茶幫助消化食物，晚茶影響睡眠，涼茶傷胃」，因此建議晚上不要喝茶，並且買不冰的，免得傷身。

普洱茶、菊花茶、綠茶、玫瑰花茶

◎本方適合

普洱茶：改善膽固醇過高引發頭痛。

菊花茶：能清熱解毒、平肝明目，適合肝疲勞或偏頭痛的朋友。

綠茶：微澀，有幫助止瀉作用，適合大便水水的且有頭痛的朋友。

玫瑰花茶：清血養顏，適合血濁而有頭痛的朋友。

◎**原理：**

中國普洱茶學會提供的資料，說明了喝普洱茶的好處：

台灣大學食品科技研究所指出現：普洱茶有助於降低血漿膽固醇、三酸甘油酸及游離脂肪酸，減少膽固醇性脂肪肝現象。雲南昆明醫學院，梁明達和胡美英教授：普洱茶有殺死癌細胞、抗突變、防癌及減肥降血脂作用。巴黎亨利倫多醫院的貝納爾賈可托教授發現，在克雷泰伊的莫道爾醫院給二十位血液脂肪過多的病人一天喝三碗雲南沱茶，一個月後，病人血液的脂肪幾乎減少了四分之一，而飲同樣數量的其他茶的病人，血液脂肪則無變化。

桂圓紅棗茶

◎本方適合：

健忘失眠且頭部不適的朋友。

◎原理：

桂圓（龍眼肉）：為無患子科植物龍眼Euphoria longarr（Lour.）Steud.的假種皮，性溫，味甘，能補益心脾，養血安神，長智。

大棗（紅棗）：為鼠李科植物棗Ziziphus jujube Mill.的成熟果實，性溫，味甘，能補脾和胃，益氣生津，調和諸藥。亦能補血氣與健腦，最適合睡不好、健忘且頭部不適的朋友來食用。

蜂蜜仙草、檸檬愛玉

◎本方適合：

身體燥熱且有頭痛便祕的人，或是手腳會皸裂且常頭部不適的人。

◎原理：

蜂蜜、仙草和愛玉都有黏黏滑滑的膠質營養，能滋潤、退火。

蜂蜜：為蜜蜂科昆蟲華蜜蜂Apis cerana Fabricius或意大利蜜蜂Apis mellifera L.等所釀的蜜，其性平，味甘，有滋養、潤燥、解毒作用。

愛玉：想買乾的愛玉子要到中藥行或是大型的雜貨店，有時是整片愛玉子出售，回家時自己刮下種子，有時是將乾燥的愛玉子包在紗布中出售，買回的愛玉子都必須用棉布包著，在不含任何油脂的冷開水裡，不斷的搓揉，膠狀物會溶於水中直至分泌完才止，約半個鐘頭之後，會自然結成凍，這是自己做的天然愛玉凍，果凍底部可以看見少許的愛玉渣殘留，這也是真假天然愛玉凍分辨的方法。

果汁醋

◎本方適合：

因疲勞、感冒引起的頭痛。

◎原理：

醋能殺菌、開胃、消積、化瘀。對於上班族來說，果汁醋是能夠消除疲勞的最佳飲品。一般來說，果醋中含有十種以上的有機酸，以及人體所需的多種氨基酸。醋的種類不同，有機酸的含量也各不相同。它們使有氧代謝順暢，有利於清除沉積的乳酸，達到消除疲勞的作用。

C O P Y R I G H T

文經社

■ 文經家庭文庫 164

頭痛不痛了！

國家圖書館出版品預行編目資料

頭痛不痛了 / 吳建勳 著. ——第一版.——
臺北市：文經社, 2008.08
面； 公分 . ——（家庭文庫；C164）
ISBN 978-957-663-539-7（平裝）
1. 頭痛
413.937　　97011722

著 作 人：吳建勳
發 行 人：趙元美
社　　長：吳榮斌
主　　編：林淑雯
美術設計：劉玲珠
出 版 者：文經出版社有限公司
登 記 證：新聞局局版台業字第2424號

總社・編輯部
地　　址：104 台北市建國北路二段66號11樓之一
電　　話：（02）2517-6688
傳　　真：（02）2515-3368
E-mail：cosmax.pub@msa.hinet.net

業務部
地　　址：241 台北縣三重市光復路一段61巷27號11樓A
電　　話：（02）2278-3158・2278-2563
傳　　真：（02）2278-3168
E-mail：cosmax27@ms76.hinet.net

郵撥帳號：05088806 文經出版社有限公司
新加坡總代理：Novum Organum Publishing House Pte Ltd.
TEL:65-6462-6141
馬來西亞總代理：Novum Organum Publishing House (M) Sdn. Bhd.
TEL:603-9179-6333
印 刷 所：通南彩色印刷有限公司
法律顧問：鄭玉燦律師　（02）2915-5229

定　　價：新台幣280元
發 行 日：2008 年　8　月　第一版　第 1 刷

Printed in Taiwan